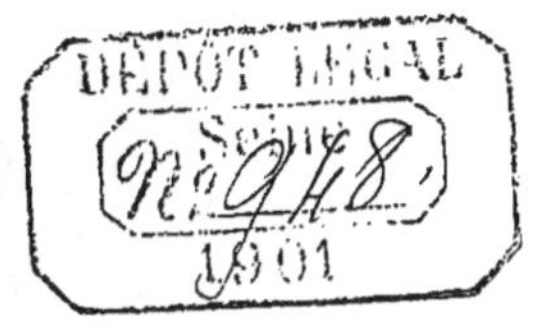

LA TUBERCULOSE

ET

LA MÉDICATION CRÉOSOTÉE

Principaux ouvrages du Dr BERNHEIM

1. Cas graves de syphilis du cerveau...... 1 volume.
2. De la circoncision.................... 1 brochure.
3. Sanatorium pour Tuberculeux......... 1 brochure.
4. Transfusion du sang de chèvre à l'homme 1 brochure.
5. Immunisation tuberculeuse et sérumthérapie .... 1 brochure.
6. La tuberculine de Koch.............. 1 brochure.
7. Traité clinique et thérapeutique de la
   tuberculose pulmonaire........... 1 volume.
8. Traité pratique de Médecine clinique et
   thérapeutique publié sous la direction
   de MM. Bernheim et Laurent avec
   92 collaborateurs................ 6 volumes.
9. Immunisation et Sérumthérapie....... 1 volume.
10. Atlas microphotographique de MM. Itze-
    rott et Niemann, (traduction)........ 1 volume.
11 Précis clinique de pathologie générale du
   Professeur Krehl (traduction)........ 1 volume.
12. Formulaire clinique de Vienne........ 1 volume.
13. Le cœur chez les phtisiques .... 1 brochure.
14. La fièvre des tuberculeux............ 1 brochure.
15. Traitement de la tuberculose d'après la
    méthode du Professeur Landerer.... 1 brochure.
16. La Digitale. Etude clinique, thérapeuti-
    que et expérimentale.............. 1 volume.
17. La Médication Ergotée (étude expéri-
    mentale et clinique)............... 1 volume.
18. La Tuberculose bucco-pharyngée...... 1 brochure.
19. Tuberculose et Syphilis.............. 1 brochure.
20. Tuberculose primitive des organes géni-
    taux de la femme................. 1 brochure.
21. Tuberculose et Grossesse............ 1 brochure.
22. Le bacille de Koch isolé ou associé..... 1 brochure.
23. Influence des maladies infectieuses sur
    le cœur .... 1 brochure.

LA TUBERCULOSE

ET

LA MÉDICATION CRÉOSOTÉE

PAR

Le Dr SAMUEL BERNHEIM

———>│<———

PARIS

A. MALOINE, ÉDITEUR

23-25, RUE DE L'ÉCOLE-DE-MÉDECINE, 23-25

—

1901

LA TUBERCULOSE

ET

LA MÉDICATION CRÉOSOTÉE

PAR

Le Dr SAMUEL BERNHEIM

PARIS

A. MALOINE, ÉDITEUR

23-25, RUE DE L'ÉCOLE-DE-MÉDECINE, 23-25

1901

PRÉFACE

—

Depuis fort longtemps, j'avais conçu le projet d'écrire ce livre. Mais au fur et à mesure que j'ai réuni mes documents, que j'ai classé mes expériences et mes observations, j'ai rencontré des difficultés et des contradictions de toutes sortes. J'ai eu de la peine à grouper les faits qui semblaient presque toujours opposés et je n'ai pu les faire entrer dans des cadres didactiques. Pendant que j'étais ainsi en face de difficultés d'interprétations, de nombreux travaux, des monographies, des thèses parurent sur la Créosote. Certains livres plus complets, de nature doctrinale, semblèrent même combler la lacune pratique que je viens remplir aujourd'hui et indiquer aux praticiens, d'une façon précise, l'emploi thérapeutique de cet agent médicamenteux; quoi que je ne veuille faire la critique de quiconque, je dois reconnaître cependant qu'aucun auteur n'a tracé des indications précises.

A ce point que le praticien qui, traitant un tuberculeux, veut lui administrer l'agent de Reichenbach, est presque toujours embarrassé et souvent même découragé. Il est fort embarrassé, surtout s'il manque d'expérience, parce qu'il a lu que la créosote était le médicament le plus puissant, le plus sûr en tuberculose, mais il a appris aussi que cet agent était un médicament irrégulier, complexe, inconstant, dont l'intolérance se produisait très rapidement. Et de fait, si le jeune praticien administre cette créosote à un certain nombre de phtisiques, il n'en tire au commencement, le plus souvent, que des résultats positifs et heureux, une amélioration incontestable. Cette amélioration sensible invite à prescrire des doses plus élevées, et c'est ici que la mauvaise surprise se produit, parce que la créosote est un médicament difficile à manier, dont la dose maxima n'est pas encore définie, en ce sens qu'elle diffère sensiblement d'un malade à l'autre. Le jeune praticien, qui a observé une ou deux intoxications créosotées, arrive vite au découragement et renonce définitivement à cette médication.

A-t-il raison ? Peut-il baser sa ligne de conduite sur un seul écueil, sur une seule complication ? Doit-il renoncer définitivement à cet agent qui a fourni non seulement ses preuves cliniques, mais encore des preuves expérimentales incontestables ? Comment le thérapeute doit-il se conduire pour tirer de la créosote tous les avantages, sans encourir des risques, sans provoquer des complications, sans exposer le malade à un danger ?

Il est incontestable que la créosote est, dans tout

l'arsenal thérapeutique, l'un des agents les plus puissants, dont l'action est des plus rapides et des plus efficaces. Mais comme il sera dit au cours de cet ouvrage, il est très difficile d'obtenir un produit toujours égal, constant, chimiquement pur. *La créosote* n'existe pas, mais il existe *des créosotes,* dont la teneur diffère constamment, dont les éléments actifs et même toxiques varient sans cesse. Rien d'étonnant donc qu'en clinique on obtienne des effets si inconstants, si différents avec un produit si variable. Rien d'étonnant non plus qu'avec une créosote chimiquement pure, débarrassée des produits toxiques, on puisse administrer des doses si élevées, tandis que des doses infinitésimales d'une créosote impure provoquent des accidents redoutables, quelquefois mortels.

Ce danger a-t-il été conjuré par la découverte de MM. Behal et Choay? Le gaïacol, qui est l'un des principaux éléments actifs de la créosote, peut-il être administré sans accident à doses importantes et suffisantes? L'expérience et la clinique répondent négativement et on a pu provoquer avec des doses relativement minimes de ce produit des complications très graves et identiques à celles causées par la créosote.

Ce sont ces accidents toxiques, beaucoup plus que les insuccès thérapeutiques, qui ont éloigné les praticiens de la créosote et du gaïacol. Moi-même, qui ai eu l'occasion d'utiliser cet agent médicamenteux dans un très grand nombre de cas, de l'administrer sous toutes les formes, à toutes les doses, à un très grand nombre de tuberculeux, je fus pris souvent de découragement et surtout je fus dérouté, jusqu'au jour ou de nouvelles combinaisons créosotées, mieux définies, moins inconstantes, mieux tolérées furent découvertes. Depuis ce moment, depuis 1892, époque de la découverte des éthers créosotés, mes idées thérapeutiques s'éclaircirent, devinrent plus nettes, plus précises, et je pus comprendre enfin qu'on pouvait atteindre le but tant recherché par Guttmann, *cette fameuse saturation de l'organisme par la créosote,* sans provoquer la moindre complication. Avec ces composés, ces combinaisons créosotées, on pouvait aussi préciser la dose maxima tolérée et tracer une ligne de conduite thérapeutique au praticien.

Si donc au début de ce livre on trouve de nombreuses critiques, des attaques quelque peu vives, un jugement un peu sévère sur la créosote employée contre la tuberculose, je prie mes confrères de poursuivre leur lecture et d'arriver jusqu'à la 2e partie de cet ouvrage où je traite en réalité la médication créosotée telle qu'elle doit être comprise et appliquée aujourd'hui. Avec ces combinaisons, ces sels de créosote, qui constituent l'une des découvertes les plus précieuses de la thérapeutique pratique moderne, on peut non seulement saturer l'économie avec ce médicament, mais à l'aide de ce dernier on peut transformer le terrain, lui conférer pour ainsi dire une nouvelle forme antagoniste du bacille de Koch. Quoique le fait ne soit pas exprimé en termes biologiques, Guttmann, quand il a émis son opinion sur la saturation de l'organisme par la créosote, a déjà dû songer à cette transformation de terrain hypoacide favorable à l'évolution de la tuberculose en terrain hyperacide hostile au développement du bacille de Koch. Il est chimiquement démontré qu'on peut obtenir cette transformation de terrain à

l'aide de certains composés de la créosote, et de préférence à l'aide de combinaisons à acides puissants et
utiles, tels que l'acide phosphorique, l'acide phosphoreux, ou certaines combinaisons aldéhydiques. Je
m'étendrai davantage sur l'importance de chacun de ces
composés créosotés, sur leur action, sur leurs effets
thérapeutiques en traitant individuellement chaque
combinaison créosotée.

Sans vouloir donc rejeter aucun autre adjuvant
antituberculeux, sans vouloir mettre en discussion ou
en parallèle la haute influence de la cure hygiéno-
diététique sur la tuberculose, je crois démontrer dans
ce livre par les nombreuses expériences, par les nombreuses observations personnelles, par les nombreux
documents empruntés à d'autres auteurs, que la médication créosotée profondément modifiée peut aujour-
d'hui être administrée sans danger et rendre des
services incontestables aux phtisiques, les améliorer
presque toujours et les guérir quelquefois. Comment,
sous quelles formes, à quelles doses employer cette
médication, c'est ce que le médecin pourra apprendre
par la lecture de cet ouvrage. J'espère m'être expliqué
assez clairement pour être compris et rendre ainsi
quelques services à des praticiens hésitants dans cette
méthode qui est l'une des meilleures de la thérapeutique antituberculeuse.

S. BERNHEIM.

Paris, le 14 janvier 1901.

LA TUBERCULOSE

ET

LA MÉDICATION CRÉOSOTÉE

Voici un médicament dont l'emploi est si répandu, dont la fortune fut si diverse, suscitant des travaux si nombreux et si contradictoires, tantôt ralliant tous les suffrages des praticiens, tantôt critiqué avec la même ardeur, qui acquit enfin une telle vogue, qu'on serait tenté de le croire beaucoup plus ancien qu'il ne l'est en réalité.

Il semble que la Créosote, pour qui ne connaît pas son histoire, ait dû être connue et employée des anciens médecins. Et, cependant son emploi, comme nous allons le voir, est de date relativement récente.

CHAPITRE PREMIER

Historique de l'emploi thérapeutique de la Créosote

Ce n'est qu'en 1832 que la Créosote fut découverte. C'est à Reichenbach, de Blanko, en Moravie, que nous devons cette précieuse substance. Il lui donna le nom qu'elle a toujours porté de *Kréos* chair, *Soχoo* je conserve.

*⁎
⁎ ⁎*

C'est lui aussi qui, le premier, en proposa l'emploi dans le traitement de la phtisie. Il est vrai que le mode d'administration auquel il avait recours, était des plus simples : il donnait la Créosote en nature, sur du sucre, à ses malades. On sait quelle est la causticité de cette substance retirée du goudron de hêtre. C'était là un sérieux inconvénient de cette façon de prescrire la créosote, et Reichenbach ne tarda pas de conseiller les inhalations créosotées au lieu de l'ingestion en nature du médicament.

Époque de Reichenbach.

*⁎
⁎ ⁎*

Après lui, Grandjean, Miguet, Werbeck la donnèrent par gouttes dans une potion. Mais on nota bien

Époque de Martin-Solon.

vite l'intolérance stomacale que certains malades manifestent pour elle.

Et, après ces succès, presque cette vogue du début, c'est une nouvelle phase, une étape moins brillante qui commence dans l'histoire de la créosote.

Rœhler note qu'elle prédispose aux hémoptysies, qu'elle provoque des vomissements, de la diarrhée et qu'enfin, elle affaiblit le malade par tous ces inconvénients.

Pétrequin déclare lui préférer l'eau de goudron. Martin-Solon, chargé par l'Académie de Médecine d'une étude sur la créosote, fait un rapport qui lui est des moins favorables, et déclare qu'elle doit être à peu près abandonnée.

A partir de 1836 le produit de Reichenbach tombe dans un profond discrédit.

Nous verrons que la créosote ne méritait, au début, ni cet excès d'honneur, ni cette indignité précoce.

Il y avait lieu surtout d'incriminer de ce revirement de l'opinion l'insuffisance des méthodes de procédés d'administration et l'impureté des créosotes préparées d'une façon toute primitive.

* *

*Époque
de Bouchard*

Mais après un oubli de quarante ans, M. le professeur Bouchard et le docteur Gimbert, revisant le procès de la Créosote, en appellent du jugement un peu sommaire porté contre elle par Martin-Solon. Leurs travaux datent de 1877. Ils montrent que le rapport de Martin-Solon, lequel s'était arrêté comme mode d'administration aux inhalations, ne pouvait être favorable à la créosote.

Les inhalations, disent-ils, sont absolument illusoires en raison de la très faible volatilité de ce produit chimique. Ou bien, on l'a prescrit par la voie gastrique à une dose beaucoup trop faible, comme deux ou trois gouttes par jour. Enfin, presque toujours, la créosote dite officinale est un produit impur, mal préparé, très pauvre en gaïacol et composé surtout d'acide phénique. Ce n'est pas dès lors, la créosote que les premiers médecins expérimentaient mais un produit complexe, variable, mal défini qui devait fatalement donner les résultats les plus différents.

Bouchard et Gimbert conclurent que lorsqu'on se servait d'un produit pur administré à doses suffisantes, on obtenait les effets les meilleurs. Nous reviendrons, à propos de l'étude chimique et physiologique du produit, sur quelques-unes de leurs expériences.

Dès lors, la créosote revient en faveur. Nouvelle période dans son histoire. C'est la période des recherches vraiment scientifiques, éclairées par la chimie, la physiologie et les progrès de la méthode hypodermique.

Après l'échec thérapeutique de la tuberculine, la sérothérapie un instant espérée et qui n'a pas encore dit son dernier mot, l'on revient avec une confiance nouvelle à la Créosote.

*_**

Époque moderne

Elle est remise en honneur, depuis 1892, par Burlureaux qui inventa pour elle un appareil des plus ingénieux pour l'administrer suivant la méthode qu'il préconisa en injections sous-cutanées à hautes doses.

Mais tous les malades n'acceptent pas ce mode de traitement ; le plus simple étant encore la voie gastrique, on cherche à atténuer la causticité de la Créosote en la donnant dans du vin, du lait, de l'eau, des peptones, de l'huile, etc.

Rosenbach, en 1887, l'administra dans le lait et dans l'huile.

Starck lui reproche de provoquer la toux, l'anorexie, la diminution de poids des malades, de favoriser les sueurs nocturnes, et de laisser dans la bouche du patient un goût nauséabond qui lui est souvent insupportable.

Seifert et Holscher attirent l'attention des praticiens sur son action corrosive et toxique qui la contre-indique dans la tuberculose intestinale et qui, même en l'absence de toute lésion antérieure du tube digestif, cause une inflammation telle de la muqueuse gastro-intestinale que les malades en arrivent à ne plus supporter d'aliments. L'emploi de la Créosote se chiffre alors par un déficit organique.

Bourget dans le même ordre d'idées, constate en 1889, à l'autopsie, que l'estomac et l'intestin présentent des nodules d'inflammation aux endroits où les capsules de Créosote ont vidé leur contenu.

* *
*

GREIF attribue les échecs de la médication Créosotée :

1° — à sa causticité intense, puisqu'une goutte de créosote ou de gaiacol mise sur la langue, détermine une sensation très vive de brûlure.

2° — à son odeur intolérable.

3° — à l'intoxication, au créosotisme qu'elle peut causer et dont les caractères ont été bien étudiés par BURLUREAUX : vertiges, sueurs, diarrhée, variations brusques de températures ; — et aussi (HOLSCHER) irritation des nerfs, malaises, nausées, — effets tardifs à redouter.

En 1896, à la Société Médicale des Hôpitaux, M. CATRIN déclare que les injections créosotées n'ont que des indications restreintes et beaucoup de contre-indications. M. FERNET relate des phénomènes d'intoxication qu'il range en deux classes : créosotisme aigu et chronique. M. BURLUREAUX et M. FAISANS rapportent plusieurs accidents de pseudo-méningite. M. FERRAND a noté des cas d'empoisonnement suivis de mort.

* *
*

« En résumé, dit le Docteur Camille LOROT, on
« arrive à conclure que la Créosote n'est pas spécifique,
« qu'elle n'est qu'un adjuvant dans le traitement de
« la tuberculose pulmonaire.

« Son action médicamenteuse ne profite qu'à un

» nombre restreint de phtisiques, qui possèdent un
« appareil digestif résistant.

« Dans tous les autres cas, cette action est
« neutralisée et même dépassée par l'action toxique ;
« la créosote délabre l'appareil digestif au point de
« réduire au minimum la quantité d'aliments absorbés,
« d'où une perte de poids et un amaigrissement
« progressif. La Créosote, en effet, s'absorbe en
« grande partie par l'estomac, organe si fragile chez
« les tuberculeux. Leur place d'armes se trouve de ce
« fait soumise à une fonction supplémentaire, elle
« qui devrait être, selon le mot d'HAYEM, entourée de
« soins pieux. Cette absorption stomacale est très
« rapide ; il se produit une action extrêmement
« énergique et irritante, suivie d'une longue pause
« pendant laquelle il n'y a plus de Créosote dans
« l'économie. »

C'est alors qu'à la Créosote on essaye de substituer
des composés, des dérivés, sels ou éthers de la
Créosote, sur lesquels nous aurons à revenir.

Ces essais sont récents et amènent ce rapide
aperçu de l'historique de la Créosote et de son emploi
en thérapeutique jusqu'à l'époque actuelle.

CHAPITRE II

Etude chimique de la Créosote

Lorsqu'on compare les travaux qui ont été écrits sur la composition de la Créosote, une chose frappe tout d'abord : c'est l'extrême diversité des résultats auxquels ont abouti les auteurs.

Les conclusions fermes paraissent difficiles à poser en un pareil sujet, et les recherches chimiques, qu'il a suscitées, ont reçu des solutions si différentes qu'on est tout étonné de la complexité imprévue d'un médicament qu'on croyait relativement simple.

Aucun corps, en effet, n'est plus complexe que la Créosote, à tel point, qu'il n'existe pas une Créosote, mais des Créosotes.

M. Burlureaux commence par ces lignes son important ouvrage sur le *Traitement de la Tuberculose par la Créosote* :

« Les Créosotes sont des mélanges complexes, extraits des goudrons de Houille et de Bois..... »

Deux grandes divisions sont à établir en effet, de prime abord dans l'étude chimique de la Créosote : les unes dérivent du goudron de Houille, les autres du goudron de Bois.

A

La Créosote de Houille

Nous dirons simplement quelques mots des Créosotes de Houille dont l'usage est des plus restreints en thérapeutique.

La Créosote de Houille est un liquide incolore, caustique ayant l'odeur forte de l'acide phénique.

Sa constitution est complexe et variable ; parfois, elle ne contient que du phénol : ordinairement on y trouve aussi du Crésylol.

C'est la Créosote dite *dentaire*. Les dentistes l'employaient autrefois pour calmer les rages de dents ; son action n'est efficace que si la pulpe est à nu et enflammé. Lorsque la carie s'accompagne de périostite alvéolo-dentaire, son emploi est plus nuisible qu'utile ; car il peut exaspérer la douleur de la périostite.

*
* *

Impureté de cette Créosote. — On a souvent confondu la Créosote de Houille et la Créosote de Hêtre. Et, ce qui a prêté à la confusion, c'est que les dentistes prétendaient tout d'abord employer la créosote *pure*, (c'est ainsi qu'ils dénommaient beaucoup plus par soin de réclame que par prétention à l'exactitude chimique, le produit qu'ils employaient) ; or, la chimie devait montrer que la créosote dentaire est précisément, de toutes les Créosotes, celle qui mérite le moins cette épithète laudative, étant de toutes la plus impure.

« On attribue quelquefois, dit Manquat, les propriétés de la Créosote de goudron de houille à celles du goudron de bois et l'on rapporte de cette dernière les observations que les dentistes avaient faites au sujet de la première. Or, les dentistes employaient celle-là bien avant que celle-ci fut en usage. Lors des premières recherches de Bouchard sur la Créosote de Bois (1874), il n'en existait pas, dit cet auteur, un gramme dans les pharmacies de France ; c'était donc bien la Créosote de Goudron de Houille qu'employaient les dentistes sous le nom de *Créosote pure*..... »

*
* *

La médecine a laissé à l'art dentaire qui a, croyons-nous d'ailleurs, fini par l'abandonner aussi, la Créosote de Houille. Ses recherches ont porté uniquement sur la Créosote de goudron de bois, et c'est d'elle seule que, désormais, nous nous occuperons.

B

Créosote de Hêtre

Les Créosotes de bois sont plus ou moins bonnes : 1° suivant l'essence d'arbre qui la fournit : la plus estimée est la créosote de goudron de hêtre ; 2° suivant le soin qui a présidé à la distillation du bois.

Si l'on ne considère que les propriétés physiques,

celles qui sont immédiatement constatables, des Créosotes de Bois, on peut en donner avec Burlureaux, cette définition :

« Les Créosotes sont des liquides légèrement oléagineux, à odeur plus ou moins pénétrante, suivant qu'elles sont plus ou moins pures. »

* *
*

Préparation primitive.

Reichenbach la prépara pour la première fois, on le sait, en distillant le goudron de bois de hêtre. Depuis, la technique s'est perfectionnée, et l'on obtient un produit moins impur en rectifiant plusieurs fois celui qui résulte de la distillation du goudron de hêtre.

De nombreux essais, nous l'avons dit, ont été faits touchant son analyse. Aussi la composition infiniment complexe n'en a-t-elle été fixée que peu à peu.

Hiasievitz et Barth y signalent d'abord la présence du *Créosol*.

Gorup-Besanez isola quelque temps après le *Gaïacol* que H. Deville avait déjà obtenu précédemment par la distillation sèche de la résine de gaiac.

Enfin, Morasse, reprenant l'étude de la Créosote et de ses dérivés, a reconnu que la Créosote de hêtre contient *toujours*, mais en proportion très variable, et à titre de simple mélange, deux corps : Créosol et Gaiacol.

* *
*

Sa composition.

A côté d'eux, on trouve encore, suivant le degré d'impureté de la Créosote de petites quantités de *Cresylol* et de *Phénol*. De là, disent MM. A. Weill et

S. Diamantberger, l'inconstance et la variabilité infinie des propriétés thérapeutiques des Créosotes du commerce, qui ne sont très souvent qu'un simple mélange de phénols, en plus ou moins grande quantité de Créosol, de Gaïacol et de Crésylol.

Plus récemment, MM. Béhal et Choay ont entrepris de caractériser qualitativement et quantitativement les différents composants de la Créosote. Selon eux, la Créosote renferme un mélange de monophénols et d'éthers méthyliques de diphénols dont les principaux sont :

Monophénols
- Phénol ordinaire
- Crésylols
- Métaxylénol 1, 3, 5.
- — 1, 3, 4.
- Ortho-étylphénol.

Diphénols....
- Gaïacol
- Créosol
- Homocréosol,

Quantitativement, Béhal et Choay ont ainsi fixé la composition de la Créosote officinale :

Monophénols...................................... 40 o/o
Gaïacol... 25 o/o
Créosol... 35 o/o

Les auteurs résument ainsi les résultats de leurs investigations :

« On désigne sous le nom de Créosotes les huiles lourdes qui proviennent de la distillation des goudrons de différentes essences végétales.

* *

*Distillation
de la Créosote.*

Ce sont des mélanges dont la composition varie avec les goudrons générateurs et avec la manière dont la distillation a été conduite.

La France et l'Allemagne se partagent la production des créosotes pour le monde entier.

Les corps énumérés ci-après ont été signalés dans la Créosote de Hêtre provenant des fabriques du Rhin :

Acide phénique passant à la distillation à .... à 182°
Crésylols   —   —   186° 203°
Gaïacol   —   —   .... 205°
Créosol   —   —   .... 217°
Phlorol   —   —   .... 220°
etc.

On voit par là que si l'on recueille les produits qui distillent avant 200°, on recueillera des Créosotes qui renferment surtout de l'acide phénique ; si l'on recueille les produits distillant au-delà de 210°, on aura les produits autres que le Gaïacol. Le Codex français, dans le but d'obtenir une Créosote uniforme, a fixé entre 200 et 210° les températures auxquelles doit s'effectuer la distillation du goudron de Hêtre. Dans ces conditions, la Créosote officinale est, en majeure partie, formée de Gaïacol bouillant à 200° uni à des Crésylols et à une petite quantité de Créosol.

*
* *

... « Ainsi, écrit le docteur Burlureaux, toutes les Créosotes du Commerce contiennent en proportions variables ces divers composés bouillant à des températures différentes, ayant des densités différentes. On comprend, dès lors, comment il n'y a pas deux Créosotes qui se ressemblent, comment les unes distillent entre 185 et 210 degrés, les autres entre 210 et 220 degrés, etc... Mais, dira-t-on, si l'on distillait les Créosotes entre deux températures extrêmes bien déterminées, entre 200 et 210 degrés par exemple, — (nous venons de voir que ce sont là précisément les limites assignées par le Codex), n'aurait-on pas la certitude d'avoir des mélanges sinon d'une composition toujours identique, du moins d'une composition à peu près fixe ?... Étudions donc la composition de la Créosote ainsi rectifiée.

D'après ce qu'on sait des températures d'ébullition des divers corps qui composent les Créosotes, on croirait qu'en distillant entre 200 et 210 degrés, il ne doit passer à la distillation que le paracrésylol qui bout à 202 degrés, le métacrésylol qui bout à 201 degrés et le gaiacol qui bout à 205 degrés. Mais ce serait mal connaître les lois qui président à la distillation des mélanges. La vérité est que, outre les trois corps ci-dessus, il passe à la distillation des traces d'orthocrésylol et d'acide phénique, bien que le point d'ébullition de ce dernier soit assez éloigné de 200 degrés, et des traces notables de Créosol et de Phlorol, bien que ces deux corps n'entrent en ébullition qu'au-dessus de 210 degrés. Bref, cette immixtion dans la Créosote officinale distillée entre 200 et 210 degrés, de produits de tête et de queue est inévitable; elle le sera tant qu'on préparera la Créosote et qu'on la rectifiera par les procédés anciens.

Pour avoir une Créosote toujours identique, il faudra arriver à la faire de toutes pièces, en mélangeant en proportions invariables le gaiacol et les autres produits constituants préparés eux-mêmes par Synthèse. »

CHAPITRE III

Propriétés physiques de la Créosote

———

La Créosote est donc un mélange fort complexe
et peu défini. Le Codex français admet comme densité 1067, la pharmacopée allemande 1070 à 1080 ;
la pharmacopée américaine 1033 à 1085.

Le point d'ébullition varie également suivant les
auteurs. Le Codex français indique 200 à 210 degrés,
tandis qu'en Allemagne le chiffre atteint 200 degrés.

*
* *

C'est, au point de vue de ses propriétés physiques
un liquide huileux, incolore ou faiblement coloré
en jaune, qui brunit sous l'influence de l'air et de la
lumière. Son odeur est forte et persistante ; elle rappelle plutôt celle du goudron que celle du phénol. Sa
saveur est très caustique.

Elle est peu soluble dans l'eau, très soluble dans
l'alcool, l'éther, la glycérine, le sulfure de carbone,
l'acide acétique, les huiles fixes et quelques huiles
volatiles : elle dissout un très grand nombre de sub-

stances (phosphore, soufre, la plupart des résines). Sa
réaction doit être neutre, et elle ne doit pas coaguler
le collodion.

* *

Comment on obtient une Créosote pure.

« Tous les pharmaciens, écrit M. Burlureaux,
peuvent fournir de la Créosote rectifiée s'ils veulent
bien redistiller entre 200 et 210 degrés la Créosote
du Commerce et prendre en outre les précautions suivantes :

1° S'assurer que la Créosote ainsi rectifiée est
neutre ;

2° Qu'elle est suffisamment riche en Gaiacol
(20 o/o) ;

3° Il faut savoir que certaines créosotes à odeur de
fumée contiennent des bases dangereuses et néces-
sitant, par conséquent, des lavages à l'eau acidulée ;

4° On n'arrive à se débarrasser complètement
des monophénols, qu'en distillant la Créosote dans
un appareil muni d'une colonne de rectification.
Nous avons vu fonctionner un semblable appareil
construit spécialement pour cet usage, et notre
surprise fut grande en remarquant ce que donnait une Créosote ayant toute l'apparence d'un produit sincère et qui avait été recueillie préalablement
par distillation simple entre 200 et 210 degrés. Il s'é-
tait séparé un liquide mobile surnageant à la créosote,
à odeur d'esprit de bois, acide au tournesol, mélange
de carbure, d'acétones, d'alcool méthylique et même
d'acide pyroligneux. On juge l'utilité de cette opération ;

5° Enfin, comme dernière purification, signalons l'élimination de l'acide phénique qui a pu être entraîné à la distillation et, par conséquent, retenu dans le mélange. Assurément, il ne peut rester qu'une très faible quantité de ce corps quand on dispose de l'appareil à colonne dont nous venons de parler. Mais il n'en va pas de même quand on procède par simple distillation : les proportions d'acide phénique peuvent être notables, et d'après ce que l'on sait de la toxicité de ce corps, c'est avec raison qu'on se préoccupe de son élimination. Pour atteindre ce but, on met à profit les différences de solubilité de la créosote et de l'acide phénique dans l'eau glycérinée.

Si l'on additionne de glycérine une Créosote phéniquée et qu'ensuite on ajoute de l'eau, la Créosote se sépare, tandis que l'acide phénique reste en dissolution. Il suffit alors de séparer les deux couches et de redistiller la Créosote pour avoir enfin un produit qui peut être administré sans crainte d'accident. »

Telles sont les propriétés physiques et chimiques de la Créosote.

Voyons maintenant quelle est son action physiologique, — mais auparavant demandons-nous si la Créosote est un antiseptique et, dans ce cas, quelle est la mesure de son pouvoir antiseptique.

CHAPITRE IV

Du pouvoir antiseptique de la Créosote

D'après Bouchard, ce pouvoir serait supérieur ou au moins égal à celui de l'acide phénique. Son équivalent antiseptique est o gr. 8 pour le bacille typhique, le Staphylocoque doré et le pneumocoque de Friedlander, un gramme pour la bactéridie charbonneuse.

Bouchard a montré que, sur bouillon peptonisé et glycériné, o gr. 80 de créosote p. 1000 entrave le développement du Bacille de Koch ; sur sérum gélatinisé de Koch, o gr. 50 p. 1000 sont suffisants ; Guttmann a même trouvé que o gr. 06 p. 1000 apportent déjà un retard considérable à la culture. Par conséquent, o gr. 06 par kilogramme représente une dose active qu'on peut utiliser en thérapeutique.

*
* *

On s'est souvent demandé si la Créosote avait une action sur le bacille de la tuberculose. Nous verrons dans les chapitres suivants, quelle est cliniquement

Son action sur le bacille de Koch.

3

l'action du traitement Créosoté sur les lésions tuberculeuses. Et nous essaierons d'expliquer le mécanisme physiologique de cette action.

Mais, expérimentalement, *in vitro*, peut-on dire que la Créosote soit un antibacillaire, c'est-à-dire qu'elle exerce une action bactéricide, neutralisante ou retardante vis-à-vis du bacille de la tuberculose ?

BOUCHARD a fait à ce sujet de très curieuses expériences, dont la plus concluante paraît être celle-ci : Il prend deux lapins de même âge, de même poids, et les inocule en même temps avec une même quantité de matière tuberculeuse. Il les enferme tous deux dans la même cage, mais l'un d'eux reçoit tous les jours o gr. 25 de Créosote par kilogramme de son poids. L'animal non traité meurt trois mois après l'inoculation, et l'on trouve tous les organes farcis de tubercules, tandis que l'autre, sacrifié le même jour, ne présente aucune trace de tuberculose.

*
* *

Expériences de Cornet.

Encore que cette expérience, tout en montrant l'action incontestable du traitement créosoté sur la maladie tuberculeuse, ne prouve pas que cette action se traduise directement et spécifiquement sur le bacille pathogène, il est bon d'ajouter que certains expérimentateurs, CORNET, entre autres, qui la répéta dans le laboratoire de KOCH, obtinrent des résultats tout à fait opposés.

Les expériences de BOUCHARD, les faits cliniques rapportés par GIMBERT (de Cannes) et par les phtisiologues qui essayèrent systématiquement la Créosote nouvellement remise en faveur, semblèrent donc lui conférer une action des plus efficaces, des plus constantes contre les diverses manifestations de la tuberculose. Son succès fut très grand. Les cliniciens chantèrent à l'envi ses louanges. Il en est souvent ainsi des remèdes nouveaux ou qui, à de certaines époques, semblent retrouver un regain de faveur après des périodes d'abandon et d'oubli. Il en fut ainsi de la Créosote, et il y a quelque quinze ans on lui accordait un tel crédit qu'on pût croire un moment que le « Spécifique » de la Tuberculose était enfin découvert.

* *

Or, si nous ne nions pas les bons effets qu'on peut souvent retirer de la Créosote, dans certains cas que nous aurons ultérieurement à préciser, et avec des combinaisons créosotées, sels ou éthers de la Créosote dont nous ferons une complète étude physiologique et thérapeutique, nous ne croyons pas que la Créosote présente dans son emploi, dans ses effets, cette régularité d'action, cette certitude et cette constance d'efficacité qui s'attachent toujours au médicament auquel on attribue une vertu curative « spécifique. »

* *

Peut-on dire que la Créosote soit le « Spécifique » de la Tuberculose?

M. le docteur Camille Lorot, dans sa remarquable thèse inaugurale sur les combinaisons de la Créosote dans la tuberculose pulmonaire, écrit à ce sujet les lignes suivantes :

.... « Tous les médecins soutiennent que la Créosote n'est pas spécifique. Mais il faudrait s'entendre sur la désignation du terme « spécificité médicamenteuse ». Pour que l'action thérapeutique soit réellement spécifique, dit DECHAMBRE, il faut qu'il y ait entre le *modus* agendi du remède et celui de l'agent morbide une opposition directe, telle que l'action du premier annule celle du second ; on pourrait presque dire qu'il faut que les modes d'action soient contradictoires.

*
* *

Comparaison de l'action de l'hydrargyre et de la Créosote.

« Le mercure est spécifique dans la syphilis, le quinquina dans la fièvre intermittente, le fer dans l'anémie ; mais si on donne ces médicaments à trop faible dose, ils auront certainement encore une action : cette action médicamenteuse sera-t-elle spécifique ? — Assurément non. — La maladie ne sera pas enrayée. Ainsi, la spécificité dépend des doses, et un médicament qui à un gramme n'est pas spécifique, peut bien l'être à 10 grammes.

« Et alors, comment peut-on dans l'état actuel de nos connaissances, affirmer que la Créosote n'est pas spécifique. Si le mercure est spécifique à o gr. 10, la quinine à 1 gr., et le fer à 0,05 centigrammes, s'ensuit-il que la Créosote n'est pas spécifique parce qu'à 4 grammes elle n'aura pas guéri un phtisique ? Sait-on à quelle dose peut s'administrer la Créosote, avec l'introduction des sels de Créosote, et à quelle dose la Créosote pourrait être spécifique ? Peut-être ne l'est-elle qu'avec des doses de 3o, 4o, 5o grammes. Prenons un exemple-type : l'Iodure de potassium dans la syphilis.

« S'il s'agit d'un traitement préventif et très long, 1 à 2 grammes par jour suffisent ; dans les accidents secondaires, 2 grammes sont nécessaires, et contre les accidents graves, 3, 4, 5 grammes. Mais dans la période tertiaire, il faut élever rapidement les doses et prescrire d'emblée 5 grammes, pour atteindre 8, 10 grammes et plus.

« Or, si, dans la syphilis, nous pouvons démasquer les accidents dès la première heure, en est-il de même pour la Tuberculose ?

« La plupart du temps, les malades arrivent à l'hôpital déjà phtisiques avancés. Il est donc indiqué dans la plupart des cas, de donner d'emblée de fortes doses de Créosote. Et, de fait, la clinique semble confirmer la théorie, puisque tous les Tuberculeux peu avancés comme lésions ne retirent que des bénéfices de l'usage des sels de Créosote, qui les guérit très souvent, et puisque nous avons pu obtenir la guérison complète et une augmentation de poids de un kilog chez le malade S...., en le soumettant à un traitement intensif. En huit jours, le malade a pris 164 grammes de Créosotal, dont 44 grammes dans la même journée, et 3o grammes de phosphate, dont une injection de 15 grammes, avec le plus grand succès... »

*
* *

Nous avons tenu à reproduire ce passage qui nous semble être le plus chaud plaidoyer qu'on ait produit

La Créosote n'est pas un spécifique.

en faveur de la spécificité de la Créosote. Nous ne pouvons cependant nous y associer sans réserve. Et si nous n'en partageons point la conclusion, il est de plus des affirmations de détails, sur lesquels nous voudrions faire ici certaines réflexions.

Sans doute, l'auteur attire très justement l'attention sur les différences profondes qui distinguent dans le traitement créosoté l'usage de la Créosote simple, l'ancienne Créosote de Hêtre, aussi pure, aussi bien rectifiée qu'on puisse la préparer, ainsi que l'obtient M. BURLUREAUX — et l'emploi des sels ou éthers de la Créosote, combinaisons définies qui permettent des doses beaucoup plus élevées du principe actif et qui mieux que l'huile Créosotée peuvent représenter la médication créosotée intensive.

Nous étudierons à leur place ces combinaisons si utiles et si variées de la Créosote. Nous en dirons le mode d'emploi, d'action, et les résultats qu'une expérience clinique déjà longue nous a permis de constater.

Et sans préjuger des conclusions que cette étude nous permettra de poser, nous croyons pouvoir, dès maintenant, rien qu'avec ce que nous savons, ce que chacun sait, du mode d'action de la Créosote, nier sa spécificité vis-à-vis des lésions tuberculeuses.

*
* *

Ce qu'il faut entendre par un médicament spécifique.

M. Camille LOROT invoque la question de posologie et déclare fort justement qu'on ne peut juger un médicament que si on l'a essayé à toutes les doses, même aux doses maxima. Il prend même à ce sujet un exemple assez mal choisi, d'ailleurs, puisque l'iodure de potassium n'a jamais eu la prétention, de par les syphiligraphes les plus autorisés, de se poser comme le spécifique de la syphilis. C'est le mercure et non l'iodure que, à juste titre, on a présenté comme le spécifique des manifestations syphilitiques. Et cela est si vrai que l'iodure seul n'a jamais rien donné contre la syphilis et que, à la période tertiaire, même administré à doses formidables (20 grammes pendant plusieurs jours), il s'est souvent montré sans action utile. On le donne simplement à titre d'adjuvant de la médication mercurielle qui est la médication spécifique de la syphilis.

Et si le mercure est dit « spécifique » de la syphilis, c'est qu'il a, sur elle, un mode d'action que ne semble pas avoir la médication Crésotée sur la tuberculose. Car toujours, même à petites doses, on peut retirer dans la syphilis, quelques bénéfices du mercure. Son action est constante, univoque, et, en tous cas, ne paraît jamais contre-indiquée ou contradictoire. Sans doute, ici encore, la question de dose, de choix, de tel ou tel sel mercuriel est loin d'être indifférente.

L'optimum d'action utile n'est atteint, selon les cas, que par telle ou telle dose, et avec telle ou telle combinaison mercurielle.

Mais toujours, dans tous les cas, quel que soit le sel employé, à quelque dose qu'on l'emploie, son action s'annonce favorable et encourage à en poursuivre l'emploi, à en « méthodiser » l'usage, quitte à rechercher par l'expérience le meilleur mode d'emploi et la meilleure dose.

Donc, en dehors même de toute préoccupation de posologie, quel que soit le sel ou l'éther sous lequel on l'expérimente, un médicament, un principe actif, ne peut être déclaré « spécifique » que si, à toutes les doses, même petites, avec toutes ses combinaisons, son action [s'annonce favorable, ou tout au moins, jamais contraire.

C'est bien là le mode d'action de la médication mercurielle dans la syphilis, aussi dit-on que le mercure est le spécifique de la syphilis.

*
* *

L'action de la Créosote ne peut être comparée à celle du mercure.

Mais, en est-il de même de la Créosote ?

Combien son action est différente, capricieuse dans ses résultats, variable avec les malades, variable même chez le même malade, selon la phase de sa maladie, à quelques jours de distance selon les manifestations morbides du moment, et, pour tout dire, inconstante et infidèle. Il est des cas, trop nombreux hélas ! où jamais on ne retire aucun bénéfice de l'emploi systématique et aussi méthodique que possible de la médication créosotée. Il est des cas où quel que soit l'éther de créosote employé : phosphate, carbonate, ou tannate, quelle que soit la dose à laquelle on l'emploie (arrivât-on jusqu'à l'intolérance, et cette question de la tolérance et de l'intolérance posée par Burlureaux est de prime importance), on ne retire aucun bénéfice, même passager, de la Créosote ou de ses combinaisons.

Il est des cas, où vraiment, d'emblée, on a l'impression que la médication sera inutile ou défavorable — même gorgeât-on l'organisme malade de Créosote pure, — la lésion tuberculeuse n'en poursuivrait pas moins son évolution, et la Créosote accélèrerait plutôt les choses et précipiterait le dénouement qu'elle ne le retarderait.

* *

Oui, il est des cas où le clinicien a l'impression qu'il fait fausse route en employant la Créosote.

Inconstance de l'agent médicamenteux.

Nous aurons à les examiner en détail en traitant la difficile question des indications et des contre-indications de la Créosote. Qui n'a pas le souvenir, et le regret, de quelque phtisique dont le médecin, croyant le secourir, a sans doute avancé les lésions en donnant la Créosote de façon inopportune!

Est-ce là le mode d'action d'un médicament spécifique?

A-t-on avec le mercure à se préoccuper de toutes ces distinctions, de toutes ces subtilités cliniques pour tous les cas de syphilis qu'on est appelé à soigner? Vis-à-vis du mercure, la syphilis apparaît bien comme une entité morbide, qui se comportera de façon définie et évoluera dans un sens qu'on peut prévoir presque à coup sûr et le plus souvent diriger; et l'on peut dire que, pour le mercure, il y a une syphilis, la *syphilis*, et non des syphilitiques.

Mais, pour la Créosote, il n'y a pas une tuberculose, il y a des tuberculeux qui réagissent de façon infiniment variable et complexe sous l'influence de la médication créosotée, celle-ci étant tantôt favorable tantôt (il n'y a pas à se le dissimuler) franchement nuisible.

On n'a pas le souvenir de syphilis aggravée par la médication mercurielle. La Créosote peut-elle se dire à l'abri de ce reproche ?

Quelle que soit la dose employée, quel que soit le dérivé du principe actif qu'on essaie, encore faut-il pour que le médicament mérite d'être dit spécifique, qu'il n'y ait aucune contradiction entre son mode d'action et la symptomatologie morbide.

Le médicament spécifique est celui qui n'est jamais nuisible, contre-indiqué, et dont l'opportunité ne se discute même cliniquement jamais.

* *

Il est donc certain que la Créosote est loin de répondre aux exigences de la définition du remède spécifique, selon DECHAMBRE qui déclare qu' « il doit y avoir entre le modus agendi du remède et celui de l'agent morbide une opposition directe telle que l'action du premier annule celle du second. »

Ces affirmations seront développées et trouveront leurs preuves dans les chapitres suivants.

Concluons seulement, pour le moment, que la médication Créosotée, sous quelque forme qu'on l'expérimente, à quelque dose que ce soit, n'a aucun titre pour être « spécifique » de l'infection tuberculeuse.

CHAPITRE V

Action physiologique de la Créosote

Avant d'étudier le mode d'action de la Créosote et d'entrer dans le détail de ses applications, dans l'étude clinique de ses indications et contre-indications, il nous paraît nécessaire de rappeler ses effets physiologiques.

Quelle est son action sur la nutrition ?

D'après les expériences de Bouchard et de Bravet, il semble que cette action soit peu marquée.

Bouchard étudia pendant plusieurs semaines, chez un adulte sain de poids moyen, comment se comportaient les fonctions de nutrition, circulation, respiration, fonctions digestives, etc., en notant son poids, sa température matin et soir, la quantité d'urine émise, la teneur de cette urine en urée, acide urique, acide phosphorique, etc.... pour 24 heures. Puis pendant une semaine, il nota comment se comportaient les mêmes fonctions, alors qu'on administrait au sujet une dose quotidienne de 40 centigr. de Créosote. Il y eut peu de changements observés, tout au plus constata-t-on, sous l'influence de la Créosote, une légère diminution de l'acide urique.

*
* *

BRAVET se soumit lui-même à une expérimentation rigoureuse pendant quarante-trois jours. Pendant les treize premiers jours, il ne prit aucun médicament ; pendant le reste du temps, il prit o gr. 40 de Créosote par jour. Le poids fut trouvé invariable, et la teneur de l'urée dans l'urine resta sensiblement la même.

Par conséquent, à dose thérapeutique et plutôt faible, la Créosote n'apporte aucun changement dans la nutrition de l'homme sain.

Chez le tuberculeux, BRAVET nota, au contraire, une élévation de la courbe de l'urée, nous dit-il, par suite de l'action directe de la Créosote, mais par action secondaire, consécutivement au retour de l'appétit et de l'activité des échanges nutritifs sous l'influence de la Créosose.

*
* *

SAILLET observe que la Créosote, ne s'éliminant pas en nature par les urines mais à l'état de combinaisons avec le sulfate de potasse, soustrait à l'organisme une certaine quantité de ce sel. Or, cette déperdition en soufre et en potasse ne saurait être considérée comme négligeable, lorsqu'on donne la Créosote à hautes doses.

On connaît son action caustique et irritante sur l'appareil digestif. Si on l'administre en solutions trop concentrées, elle provoque des nausées et même des vomissements. Au titre de o gr. 8o pour 1.000, il est rare qu'elle ait ces inconvénients ; elle produit même alors une amélioration des fonctions digestives — qui n'est que passagère, il est vrai, et qui, selon BRAVET, doit être rapportée à la cessation de la toux. Selon HAYEM, l'emploi prolongé de la Créosote peut déterminer une gastrite interstitielle qui conduit à l'atrophie glandulaire.

*
* *

Ses effets sur la respiration se traduisent, à dose non mortelle, par un ralentissement du rythme respiratoire. Mais à dose toxique, elle provoque une hypersécrétion bronchique qui gêne la respiration et peut l'entraver complètement : — La mort survient alors par asphyxie.

Effets physiologiques sur les différents organes.

Sur le système nerveux, la Créosote n'a pas d'action, à faibles doses. Lorsqu'on arrive aux doses plus élevées, voisines de l'intolérance, il survient chez le malade des vertiges, de la céphalée, des phénomènes vaso-moteurs, des bouffées de chaleur.

La Créosote s'absorbe facilement par la muqueuse digestive, par la peau et le tissu cellulaire sous-cutané. Elle s'élimine par les poumons et surtout par les reins.

Dans les urines, l'élimination s'effectue sous forme de Créosotosulfate de potasse c'est-à-dire de combinaison avec le sulfate de potasse (SAILLET).

Sous l'influence de la Créosote, l'urobiline disparaît de l'urine des tuberculeux (HANOT).

Pouvoir toxique.

Son pouvoir toxique a été étudié par Bouchard, chez le lapin, au moyen d'injections sous-cutanées d'huile créosotée dans la proportion de 5o o/o.

5 Cc. de Créosote par kilogramme d'animal tuent en deux heures trente minutes ; 4 Cc. 22 tuent en 24 heures ; 3 Cc. 15 font apparaître de l'albumine dans l'urine. L'animal, quoique albuminurique, guérit.

Si l'on fait des injections intra-veineuses d'une solution de 1 o/o dans de l'eau alcoolisée, on trouve que, pour tuer un kilogramme d'animal, il faut o Cc. 17, c'est-à-dire que, en injections veineuses, l'équivalent toxique est de o.17. Si l'on veut mesurer sa tolérance et son intolérance chez l'animal (question sur laquelle nous reviendrons), on voit qu'une dose quotidienne de o Cc. 25 par kilogramme, en solution huileuse (1 partie de Créosote pour 3 d'huile), injectée dans la peau est inoffensive pour le lapin. Cette dose équivaut pour un homme de 6o kilogrammes, à 15 grammes de Créosote pure.

Action caustique de la Créosote.

Enfin, on sait qu'en applications cutanées, la Créosote a une action topique des plus manifestes, qui se manifeste par une cuisson intense pouvant, si le contact est prolongé, aller jusqu'à la brûlure.

L'action est surtout intense sur les muqueuses : l'épiderme est détruit ; il se détache une mince pellicule qui laisse voir le derme ulcéré. Ces effets ne se produisent que si la Créosote est appliquée pure ; en solution étendue elle perd sa causticité et devient simplement astringente.

* * *

Nous réservons l'étude de l'intoxication créosotée et de ses symptômes pour le chapitre où nous traiterons de la tolérance et de l'intolérance de l'organisme vis à vis de la Créosote.

Résumé des considérations physiologiques

Si nous voulons résumer ces considérations physiologiques nous pouvons conclure :

1º Que le pouvoir antiseptique de la Créosote est égal à celui de l'acide phénique ;

2º Que l'absorption de la Créosote se fait facilement par la peau et la muqueuse digestive ;

3º Que son élimination se fait par les poumons et surtout par les reins ;

4º Que l'action locale du médicament sur la peau et sur les muqueuses est une cuisson, pouvant, avec un contact prolongé, aller jusqu'à la brûlure.

5º Que son action générale se manifeste :

    a) sur l'appareil respiratoire, par un ralentissement de rythme ;

    b) sur l'appareil digestif, par une irritation de l'estomac et peut-être une gastrite interstitielle ;

    c) sur la nutrition, par une augmentation chez le phtisique ; elle est sans action chez l'homme sain.

* *

*Signes
d'intolérance.*

Sans préjuger des résultats que nous fournira l'étude clinique de la tolérance et de l'intolérance de l'organisme pour la Créosote, de ses indications et contre-indications, il est quelques notions que nous voulons établir ici, afin de pouvoir exposer, à la fin de ce chapitre, le mode d'action de la Créosote.

Elles ont trait à l'intolérance, c'est-à-dire de la saturation de l'organisme par la Créosote, et ont été bien posées par BURLUREAUX dans un travail que nous aurons à examiner plus en détail.

BURLUREAUX indique comme signes de l'intolérance :

La persistance du goût de Créosote dans la bouche ;

Les urines noires ;

Les sueurs profuses pendant sept ou huit heures ;

L'apparition de vertiges, d'ivresse ou de torpeur ;

Enfin, la sensation de refroidissement avec hypothermie réelle ou, au contraire, avec hyperthermie, succédant à la période algide.

L'hypothermie peut aller jusqu'à 33° ; une hyperthermie pouvant aller jusqu'à 41° lui succède au bout de trois quarts d'heure à une heure.

Ce qui, selon BURLUREAUX, caractérise la véritable intolérance, c'est la sensation de refroidissement avec hyperthermie consécutive, analogue à ce qui se produit dans l'intoxication phéniquée. MM. BURLUREAUX et

Faisans ont observé des accidents pseudo-méningiti-
ques par suite de l'intoxication créosotée : fièvre, puis
hypothermie, alternatives de torpeur et de délire
hallucinatoire, incontinence de matières et d'urine.

L'amélioration survenait au bout de quatre jours,
et la guérison le sixième. Ces accidents de pseudo-
méningite se sont produits sous l'influence de
4 grammes, 4 gr. 35 et 9 grammes de créosote.

CHAPITRE VI

Du mode d'action de la Créosote

Demandons-nous maintenant, pour compléter le chapitre de physiologie, comment agit la Créosote chez le tuberculeux.

La clinique nous apprendra que de nombreux succès, de nombreux mécomptes aussi, lui sont imputables.

Nous essaierons d'en élucider les causes. Voyons pour le moment les explications qu'on a proposées du mode d'action général du médicament.

* *

Tout d'abord, nous croyons avoir fait bon marché de l'opinion, à peu près abandonnée, d'ailleurs, qui la considère comme le spécifique de la tuberculose. On ne peut plus soutenir aujourd'hui que la médication créosotée agisse directement sur le bacille pathogène, au même titre que le ferait une antitoxine ou un vaccin. La Créosote n'agit donc pas sur la graine.

La Créosote n'agit pas sur la graine.

Mais, ainsi que l'a dit RENAUDOT : « Le terrain prime la graine. » Or, modifier le terrain, le rendre plus résistant à l'attaque bacillaire, moins favorable à la prolifération microbienne, c'est une voie thérapeutique souvent suivie par la nature et qui, pour n'être pas aussi rapide que la voie directe de la vaccination ou de la sérothérapie, n'en est pas moins sûre. »

C'est en modifiant le terrain qu'agit la Créosote.

Mais dans quel sens se fait cette modification ?

* *

Antagonisme du terrain arthritique et du terrain tuberculeux.

A ce sujet, le docteur BOUREAU, de Tours, a présenté des considérations très intéressantes sur l'antagonisme bien connu des terrains arthritiques et tuberculeux et sur les conséquences thérapeutiques qu'on en peut déduire en substituant au terrain tuberculeux un sol arthritique artificiel.

Le terrain tuberculeux est un terrain déminéralisé, pauvre en chlorures aux dépens de la chaux et de la potasse, et surtout hypoacide et, de ce fait, apte à la culture du bacille de Koch.

Le terrain arthritique est surminéralisé, riche en chlorures aux dépens de la soude et de la magnésie, hyperacide, et c'est pourquoi il est en état de résistance et d'inopportunité morbide vis-à-vis du Bacille de Koch. De l'hyperacidité du sol arthritique résulte sa non réceptivité à l'invasion bacillaire.

Or, il est des médicaments qui permettent de substituer un sol surminéralisé au sol déminéralisé, un sol hyperacide au sol hypoacide, et, pour tout dire, un terrain arthritique artificiel au terrain tuberculeux.

Au premier rang de ces médicaments est la Créosote et surtout certains de ses composés phosphatés.

Nous ne voulons pas suivre l'auteur dans le détail de son argumentation très précise et très claire, fondée sur des dosages et des comparaisons chimiques irréfutables. Mais nous tenions à indiquer sa conclusion qui est très ingénieuse et très séduisante.

« La Créosote, écrit-il, est un facteur puissant d'hyperacidité : c'est peut-être là tout le secret de son action. »

*
* *

A côté de cette explication, exclusivement chimique, pourrait-on dire, voici celle de Burlureaux, celle à laquelle il se rallie à la fin de son livre : *Traitement de la Tuberculose par la Créosote, 1894.* Après qu'il a réfuté celle qui rapporte les effets de la médication créosotée intensive exclusivement à l'huile, médicament d'épargne injecté en même temps que la Créosote ; après qu'il réfute l'opinion selon laquelle la Créosote serait un antiseptique du milieu intérieur qui empêcherait l'éclosion de tous les microbes ; après, enfin, qu'il a dénié à la Créosote une action spécifique sur le microbe de la Tuberculose :

La Créosote serait un agent dynamogénique.

...« Si la Créosote n'agit ni comme antiseptique, à l'égard de tous les microbes capables d'envahir l'économie, ni comme spécifique à l'égard des bacilles de Koch, comment donc peut-on en expliquer l'action utile ? Est-ce parce qu'elle augmente l'appétit des malades comme le font l'oxygène, le séjour dans l'air pur et vivifiant ?

Oui, certes, le plus souvent la Créosote augmente

l'appétit des malades, mais nous avons remarqué plusieurs fois que des malades augmentaient de poids tout en ne mangeant pas plus qu'avant le traitement créosoté. Ces faits, dira-t-on, s'expliquent parce que, en même temps que vous donnez de la Créosote, vous injectez de l'huile qui est un aliment de premier ordre.

Eh bien! non, ce n'est pas l'huile injectée qui a fait augmenter le malade de poids, car comment expliquer qu'un malade qui a pris 4 kilogrammes d'huile créosotée ait augmenté de 16 kilogrammes? C'est donc que la Créosote a une action spéciale sur l'assimilation; elle fait que les aliments ingérés profitent mieux, c'est une sorte de médicament d'épargne: nul doute, en un mot, qu'elle n'agisse sur le système nerveux central, régulateur des fonctions si obscures de la nutrition. En donnant au système nerveux une orientation déterminée, elle augmente la résistance du malade, le met en état de mieux lutter contre les divers ennemis qui viennent à l'envahir. C'est un agent dynamogénique, en un mot. »

* *

La Créosote comme agent phagocytaire.

Tel est pour BURLUREAUX, le mode d'action de la Créosote.

Une autre explication est proposée par le Dr Camille LOROT:

« Les sels de Créosote ont pour propriété fondamentale de modifier l'organisme (comme nous l'ont montré nos expériences sur des cobayes, à petites doses, ce sont des excitants de la nutrition; à hautes doses, ils amènent l'amaigrissement; à très hautes doses, la congestion pulmonaire, puis la mort. Mais cette congestion pulmonaire, fatale à trop hautes doses, existe à tous les instants de l'administration de la Créosote, elle ne fait que devenir plus intense à mesure qu'on accumule les doses. Lorsqu'on donne des doses moyennes de Créosote, la congestion pulmonaire est peu accentuée. Elle est alors un adjuvant utile pour l'amélioration de la tuberculose du poumon.

ROKITANSKI a montré qu'il existe une incompatibilité entre la tuberculose et l'insuffisance mitrale qui cause l'hyperémie du poumon. D'autre part, vu la vitalité proportionnelle du bacille de KOCH avec la diminution de la température, la tuberculose se développe aisément dans les poumons anémiés, soit du fait d'une maladie, rétrécissement congénital de l'artère pulmonaire (LEBERT), soit naturellement, comme il arrive pour les sommets, par la position verticale du corps (JACOBY).

Or, pour BUCHNER, les alexines du sang normal sont de merveilleux défenseurs contre les microbes; et, d'après SCHULSTER, le sang veineux, fraîchement émis, possède des propriétés bactéricides énergiques. On connaît l'influence favorable qu'exerce la laparotomie sur l'évolution de la péritonite tuberculeuse (BIER) et le traitement de la tuberculose articulaire par la stase hyperémique. TRAUBE admet que la Créosote agit en provoquant l'hyperémie collatérale. L'hyperémie pérituberculeuse n'est-elle pas déjà une lutte naturelle de l'organisme contre le bacille? Le calorique développé par l'hyperémie pulmonaire locale,

doit exercer une action énergique sur le bacille puisqu'il est tué par une ébullition de quelques minutes
et que la chaleur retarde son développement. »

*
* *

*La Créosote
et la
toxinothérapie.*

Par conséquent, selon le Dr C. Lorot, la Créosote
est un hyperémiant qui, en déterminant un afflux
sanguin, au niveau de la lésion tuberculeuse, mobi-
lise des antitoxines qui sont autant de forces naturelles opposées à la toxi-infection tuberculeuse.

Enfin, une dernière explication du mode d'action
de la Créosote découle tout naturellement des recherches d'Arloing et Courmont sur l'agglutination des
bacilles de Koch par le sérum de tuberculeux.

La remarque en a été faite par M. Boureau, de
Tours, à la fin du travail dont nous avons parlé, et
par Robert Simon, élève de Burlureaux, dans sa
thèse inaugurale sur *La Créosote, Tolérance et Intolérance, Mode d'action.*

Ce dernier, comparant les effets de la Créosote à
dose intolérante aux réactions provoquées par les
essais de toxinothérapie, en particulier par ceux de
MM. Hallopeau et Roger dans le traitement du lupus
par les injections de cultures microbiennes stérilisées
et trouvant ici et là ces effets et ces réactions analogues, conclut:

« Ces expériences nous semblent confirmer une
hypothèse que nous formions avec plus d'assurance à
mesure que nous connaissions mieux la Créosote, à
savoir qu'elle est vraiment capable de modifier l'organisme tuberculeux dans le sens le plus favorable à la

défense ; et l'on reconnaîtra avec nous qu'un médicament qui peut provoquer dans l'organisme des
réactions calquées sur celle que provoque l'injection
de toxines microbiennes ; qu'un médicament qui, à
l'exemple de ces mêmes toxines, voit dans certains cas
ses réactions s'atténuer et sa tolérance s'élever parallèlement aux doses, et son action être d'autant plus
efficace qu'il est administré à un organisme plus
résistant ; on reconnaîtra, disons-nous, que la créosote
est quelque chose de mieux en tout cas, quelque
chose d'autre, que le « meilleur des balsamiques »
seule étiquette qui resterait s'il m'était permis de faire
courtoisement appel des dernières conclusions de
l'une de nos Sociétés savantes. »

*
* *

Enfin, tout récemment, Arloing et Courmont
poursuivant leurs belles expériences sur la séro-
réaction du bacille tuberculeux ont vu que cette
séro-réaction ne s'est pas montrée spéciale à l'imprégnation tuberculeuse ou tuberculineuse de l'organisme,
puisque Arloing a pu dans des cultures homogènes
de bacilles de Koch obtenir l'agglutination des
bacilles isolés et mobiles par l'addition non plus de
sérum de chèvres tuberculinisées ou tuberculosées,
mais de chèvres qui avaient reçu des injections de
liqueur de Mialhe, ou des injections d'huile créosotée,
eucalyptolée ou gaïacolée, la Créosote, le gaïacol et
l'eucalyptol s'étant montrés d'ailleurs incapables de
produire in vitro l'agglutination.

.... « J'ai montré, écrit le professeur de l'Ecole

Vétérinaire de Lyon, que le sérum sanguin de la Chèvre devenait capable d'agglutiner rapidement et complètement les bacilles de Koch suspendus dans des émulsions homogènes, lorsque l'animal avait reçu une série d'injections sous-cutanées de bacilles plus ou moins virulents... Or, je viens de m'apercevoir que le sang de la chèvre peut acquérir des propriétés analogues sous l'influence d'injections répétées d'eucalyptol, de gaïacol, de créosote, ou de liqueur de Mialhe (sublimé).... »

Or, on sait que la réaction agglutinante représente un mécanisme de défense naturelle opposée par le sérum sanguin et ses antitoxines à la toxi-infection microbienne — et l'on sait encore de quelle valeur pronostique est, d'après ARLOING et COURMONT, au cours de la tuberculose par exemple, l'intensité de cette réaction. L'agglutination témoigne de la résistance à l'infection.

La créosote augmenterait donc le pouvoir agglutinatif du sang envers le bacille. « Cette agglutination, dit très bien M. BOUREAU, en devenant plus active, n'est que le reflet d'une résistance plus considérable de l'organisme.... »

Nous avons vu que le sang des arthritiques possède un pouvoir agglutinatif énergique, que c'est là probablement le secret de leur résistance. Or, comme le sang de l'arthritique est en état de moindre alcalinité, d'ou hyperacidité caractéristique de la diathèse, il est fort probable que la Créosote, médicament essentiellement facteur d'hyperacidité, agit de la même façon que la diathèse. »

*
* *

En résumé, pour expliquer le mode d'action de la Créosote on a dit tour à tour :

1° La Créosote est un antiseptique.

2° La Créosote est spécifique vis-à-vis du bacille tuberculeux.

3° BURLUREAUX réfute ces deux opinions et en propose une troisième : la Créosote agit en tant que médicament dynamogénique.

4° Le Dr BOUREAU analysant le terrain tuberculeux-hypoacide, le terrain arthritique hyperacide, les trouvant cliniquement antagonistes et constatant que la Créosote augmente l'acidité humorale, conclut qu'elle est antituberculeuse dans la mesure où elle substitue artificiellement un sol hyperacide de confection arthritique à un sol tuberculeux naturellement hypoacide.

5° La Créosote est un congestionnant pulmonaire, et par-là elle augmente le processus naturel de résistance à l'infection ; l'hyperémie collatérale représente un mécanisme de défense artificiellement développé par la Créosote, au même titre que l'hyperémie péri-tuberculeuse naturelle et aboutissant à une hyperleucocytose locale (BUCHNER, TRAUBE, Camille LOROT).

6° La Créosote provoque, à doses intolérantes, des réactions comparables aux essais de toxinothérapie (expériences d'HALLOPEAU et ROGER, dans le traitement du lupus par les injections de cultures microbiennes stérilisées). Peut-être, son action est-elle du

même ordre, et consiste-t-elle à exalter la phagocytose
et les moyens de défense de l'organisme, à provoquer
une condition cellulaire et humorale telle que la survie
des agents microbiens soit incompatible avec cette
condition (Thème de Robert SIMON).

7° Mais il y a plus : la Créosote augmente le pouvoir agglutinatif du sérum envers le bacille, pouvoir
qui traduit une augmentation de la résistance de l'organisme à l'infection (ARLOING et COURMONT, BOUREAU,
Robert SIMON).

8° Enfin, la médication créosotée agit en tant que
médication d'épargne par l'huile et les corps gras qui
sont les véhicules employés pour administrer le médicament actif. A vrai dire, dans cette hypothèse, ce
dernier ne serait pas la Créosote, mais l'huile elle-
même.

* *
*

Telles sont, aussi clairement résumées que possible, les explications qu'on a proposées et qu'on peut
donner, en tenant compte des doctrines les plus ré-
centes sur la séro et la toxinothérapie, — du mode
d'action de la Créosote.

La vérité se trouve, sans doute, ainsi qu'en philo-
sophie, non dans une négation de l'une ou l'autre de
ces doctrines, mais dans leur conciliation et dans la
synthèse des parties non contradictoires de leurs affirmations. — Peut-être le mode d'action de la Créosote
se réalise-t-il à la fois par les uns et les autres des
moyens isolément invoqués.

CHAPITRE VII

Modes d'administration de la Créosote

Nous avons vu, en faisant l'histoire de la créosote
et l'historique du traitement de la phtisie par la
Créosote, qu'une période d'abandon et d'oubli succède bientôt à la découverte de Reichenbach et pré-
céda les expériences de MM. Bouchard et Gimbert
qui remirent en honneur le médicament du médecin
de Moravie.

Pourquoi ces alternatives de succès et d'échecs,
de vogue et d'oubli?

Nous avons dit qu'une des raisons en était l'inconstance du produit expérimenté, les Créosotes
différant considérablement entre elles au point de
rendre incomparables les résultats cliniques obtenus
avec des créosotes différentes.

Et c'est l'une des critiques que, à juste titre, il
sera toujours permis d'élever contre la Créosote,
d'être un médicament variable dans sa composition,
dans son efficacité, dans son mode d'action, tour à
tour inefficace, inactif, ou dangereux selon son mode

de préparation et la nature des composants que la distillation a laissé passer en lui.

Mais la variabilité des Créosotes, seule, serait insuffisante à rendre compte de l'infinie diversité des résultats rapportés par les cliniciens et les expérimentateurs. Il est nécessaire encore de faire intervenir la question de doses. Et la posologie de la Créosote a tellement changé avec le temps, que ce sont souvent, de par la différence des doses, des traitements en réalité fort différents qu'on a essayé de comparer.

Des doses trop petites ne peuvent agir.

C'est ainsi, certainement, qu'on doit expliquer les échecs que les successeurs de Reichenbach, Grandjean, Miguet, Martin-Solon éprouvèrent avec la Créosote. Ils ne la donnaient qu'à doses minimes et le plus souvent en inhalations, ce qui est absolument illusoire.

Et ce fut le mérite de MM. Bouchard et Gimbert de montrer qu'on ne pouvait condamner la créosote sans l'avoir expérimentée à doses suffisantes — la question de modes d'administration et de doses étant inséparables d'une méthode thérapeutique au même titre que le mode de préparation et le choix du médicament.

Alors on proposa pour la Créosote les modes d'administration les plus variés. Chaque voie d'introduction du médicament comportant sa posologie spéciale, son degré de tolérance et sa technique à lui, on voit que c'est un important chapitre du traitement créosoté que celui qui étudie le mode d'administration du médicament de REICHENBACH.

* *

Divers procédés
d'administration

Nous avons dit que son inventeur le donnait en nature, sur du sucre, à ses malades, puisque s'apercevant des effets caustiques de la Créosote sur l'appareil digestif, il conseilla les inhalations créosotées.

Nous pourrions passer en revue, chronologiquement, les divers procédés qu'on a proposés pour l'administration de la Créosote. Mais nous préférons, pour apporter plus de précision et de concision dans cette étude, abandonner l'ordre historique, et examiner successivement, en en faisant la critique, les divers procédés employés.

A

Mode d'administration par ingestion.

1° PAR LA VOIE BUCCALE

GIMBERT et BOUCHARD, lorsqu'ils entreprirent de reviser le procès de la Créosote, conseillèrent de la donner à la dose quotidienne de o gr. 5o à o gr. 8o par jour, — ce qui, eu égard à la posologie jusqu'alors adoptée, pouvait passer pour considérable mais ce qui, par la suite (par rapport à la dose reconnue nécessaire), était en réalité peu élevé. Mais cette dose était un maximum pour la voie d'introduction choisie. L'estomac s'accommode mal de la causticité de la Créosote; par ce moyen on arrive vite à l'intolérance, sans compter que la saveur persistante, le goût pour beaucoup nauséabond de la Créosote est un sérieux inconvénient à son introduction par la bouche.

D'ailleurs, il est très difficile de prévoir comment se comportera l'estomac d'un tuberculeux en présence de la Créosote. Il en est pour qui l'intolérance est quasi-absolue et se manifeste à des doses minimes, quelques gouttes, deux ou trois peut-être, ainsi que le prescrivait Martin-Solon sans succès, nous l'avons vu. Il en est d'autres qui, d'emblée, sans accoutumance supportent des doses élevées de créosote : tels plusieurs malades dont l'observation est rapportée par Burlureaux : l'un prenait pendant un mois 4 grammes de Créosote par jour ; l'autre, pendant dix mois, en prit une moyenne de dix grammes, c'est-à-dire qu'à certains jours, il en prenait de 6 à 8 grammes, sans éprouver ni dégoût, ni brûlure.

* *

La créosote à grande dilution.   Afin de faire tolérer la créosote à l'estomac, et pour ménager, selon le mot d'Hayem, "cette place d'armes du phtisique", on a recommandé de la donner à l'état de grande dilution.

Mais comme il faut éviter de faire ingérer trop de liquide — ce qui constitue pour l'estomac un autre danger — on a conseillé la forme pilulaire.

Celle-ci est facile à employer pour les faibles

doses ; on aura recours, par exemple, à la formule du Codex :

Créosote..............................10 grammes
Poudre de savon amygdalin..........Q. S.
Pour 100 pilules de 0 gr. 10 centigrammes.

BOUCHARD en donne une dizaine par jour, une toutes les heures, et fait suivre l'ingestion de chaque pilule d'un demi-verre de lait pour augmenter encore la diffusion de la Créosote dans la poche gastrique. Le malade prend ainsi, à doses fragmentées, un gramme de créosote pur par jour — C'est tout à fait insuffisant, d'après certains auteurs, BURLUREAUX, entre autres, mais rien n'empêche alors de compléter la dose par une autre voie, et de combiner, pour atteindre le maximum d'effets possible, les autres modes que nous décrirons par la suite.

BURLUREAUX rapporte cependant le cas d'un pharmacien qui, au moyen de pilules, absorbait une dose quotidienne beaucoup plus élevée : il se préparait lui-même d'énormes capsules contenant 1 gr. 50 de créosote et 1 gr. 60 d'huile de foie de morue, et en arrivait à prendre ainsi 6 à 8 grammes de créosote. Mais ce malade avait un estomac exceptionnellement tolérant, et il serait dangereux de soumettre à cette créosotisation intensive les estomacs de la plupart des malades.

*
* *

Pour les doses supérieures à 1 gramme, on a combiné la créosote à d'autres liquides, chargés de

Différentes formules.

la véhiculer et de l'enrober sans chance d'irriter les voies digestives : huiles, lait, vins, alcools, etc.

Bouchard formule par exemple :

Créosote...................... 5o grammes
Huile de foie de morue......... Q. S. pour 1 litre

Chaque cuillerée à bouche contient o gr. 75 c. de Créosote, et on en donne de deux à quatre cuillerées par jour.

On fait encore une *Glycérine Créosotée*, à raison de douze gouttes de Créosote, pour 25 grammes de glycérine ; des *Vins Créosotés*, auxquels, d'ailleurs, on a trop facilement recours.

Burlureaux, quand il donne la Créosote par la voie gastrique (ce qu'il évite d'ailleurs le plus possible), la mélange de préférence à l'eau chloroformée à raison de 1 gramme de chloroforme, 2 grammes de Créosote pour 200 grammes d'eau ou à la potion de Todd dans la proportion d'un gramme de Créosote pour 150 de potion. Enfin, mêlée à l'huile de foie de morue, il la prescrit :

Créosote...................... 10 grammes
Huile de foie de morue.............. 990 »

et croit qu'on peut arriver à une dose encore plus concentrée, jusqu'à 5o grammes de Créosote pour 95o grammes d'huile.

Enfin, le supplément du Codex indique un *Elixir Créosoté :*

Créosote officinale................ 15 grammes
Rhum........................ 985 »

Une cuillerée à bouche renferme 20 centigrammes de Créosote.

*
* *

La seule conclusion ferme à poser sur cette question c'est que la tolérance de l'estomac est infiniment variable chez les malades, selon le degré où en est arrivée la maladie, et chez le même malade, selon des caprices que rien ne peut faire prévoir, tel estomac arrivant vite à la saturation, tel autre pouvant supporter au contraire très longtemps des doses moyennes.

Mais, presque toujours, on arrive à l'intolérance avant d'avoir obtenu de la Créosote le maximum d'effets utiles : par la voie gastrique, il y a accumulation du médicament plus que par tout autre mode d'introduction. Le malade accuse des sensations de brûlures à l'épigastre ; il a des nausées, des éructations, il perd l'appétit ; il est tourmenté par l'insupportable goût de la Créosote dans la bouche.

Conclusion : la voie gastrique est, somme toute, pour la Créosote un pis aller dont il faut reculer les limites le plus loin possible. Il faudrait être bien convaincu des vertus de la Créosote pour la donner ainsi, à un tuberculeux. Il nous semble que les risques à courir ne valent pas les chances à tenter.

B

ADMINISTRATION DE LA CRÉOSOTE PAR LA VOIE INTESTINALE

En vue d'éviter l'action caustique de la Créosote sur la muqueuse gastrique, les nausées que provoque le goût si prononcé du médicament dans la bouche et la rapide intolérance qui en résulte, pour augmenter aussi la dose utile de Créosote absorbée, plusieurs praticiens eurent l'idée de s'adresser, pour cette absorption, à la muqueuse intestinale.

Et au lieu d'introduire la Créosote par les segments supérieurs du tube digestif, ils suivirent les segments inférieurs au moyen de lavements ou de suppositoires, la mirent en contact avec la muqueuse rectale.

*
* *

Du pouvoir absorbant de la muqueuse rectale.

Ce procédé se fonde, d'ailleurs, sur des constatations histologiques et physiologiques très rationnelles. Ne sait-on pas que l'absorption par la muqueuse du rectum est souvent très active, et qu'il est des substances pour lesquelles l'absorption par la voie rectale peut être plus rapide que l'absorption par la voie bucco-stomacale. Ce segment du tube digestif est riche en vaisseaux veineux et lymphatiques et son pouvoir absorbant a été bien mis en lumière par de nombreux travaux au nombre desquels nous citerons ceux de SEGALAS, de RESTELLE et STAMBIO, de SAVARY, de Londres... C'est ainsi qu'aujourd'hui la thérapeutique a recours quotidiennement aux lavements médicamenteux de préférence même à la voie buccale; l'opium et la belladone, par exemple, administrés en lavements agissent plus rapidement et avec une plus grande intensité que par l'estomac.

Mais en est-il de même pour la Créosote? La Créosote peut-elle être absorbée par la muqueuse rectale? RÉVILLET a particulièrement étudié cette question.

*
* *

Dans l'administration de la Créosote par la voie intestinale, deux points essentiels, dit-il, sont à considérer :

Opinion de M. Révillet.

1° La Créosote est-elle bien tolérée par l'intestin ?

2° La Créosote peut-elle être absorbée par le rectum ?

RÉVILLET commença par expérimenter ce mode d'introduction sur lui-même, à doses très faibles, quelques centigrammes, puis voyant qu'elles étaient parfaitement tolérées, il augmenta progressivement les doses jusqu'à 3 et 4 grammes par lavement.

Les signes de l'absorption apparaissent bientôt: le malade a presque instantanément le goût de la créosote dans la bouche. L'absorption par la muqueuse urinaire semble être également très active ; les urines deviennent noirâtres. Révillet rapporte, à cet égard, l'observation d'un médecin qui prit à neuf heures du soir un lavement avec 3 grammes de créosote. A onze heures, ses urines étaient déjà noires ; à trois heures du matin, le maximum de coloration se produisait, puis, la teinte décroissait peu à peu et, vers huit heures, l'urine reprenait son aspect normal.

*
* *

Opinion de M. L Blanc.

En résumé, écrit le docteur L. Blanc, *(in thèse, Paris, 1895)*, l'absorption de la Créosote par le rectum est rapide et l'élimination se fait également très vite. L'absorption se fait par les branches de la veine-porte. L'élimination se fait par les glandes salivaires (saveur créosotée), la muqueuse pulmonaire (exhalations créosotées) et surtout par les reins (créosote décelée dans les urines par la coloration et ses réactifs).

« On devra donc, d'après Révillet, avant de prescrire de hautes doses de créosote, s'assurer de l'intégrité du foie, du cœur et des reins. La présence de l'albumine dans les urines est une contre-indication formelle. »

L'absorption par le rectum étant ainsi un fait acquis, deux moyens sont possibles pour introduire la Créosote par cette voie, les *lavements* et les *suppositoires*.

I

Lavements créosotés

BURLUREAUX remarquant que la partie inférieure
du gros intestin est d'une tolérance remarquable pour
la créosote, puisqu'il a pu administrer sans inconvénient, sans provoquer même de sensations douloureuses, des lavements contenant de 15 à 20 grammes
de créosote — que cette tolérance locale est durable
puisque, pendant des mois entiers, il a pu donner
des lavements à fortes doses, tous les deux jours,
sans amener ni rectite, ni coliques, ni diarrhée, mais
en améliorant même cette dernière si elle existait au
début du traitement, — conseille de commencer systématiquement tout traitement créosoté par l'administration quotidienne d'un lavement contenant un
gramme de créosote. « Si cette dose minime n'était
pas tolérée par l'économie, c'est-à-dire si le malade
éprouvait même, à leur moindre degré, les symptômes
de l'intolérance, il faudrait désespérer de le sauver,
ne pas insister sur la créosote et surtout ne pas aborder le traitement sous-cutané. Ce gramme de créosote,
donné pendant trois ou quatre jours de suite par l'intestin, peut donc servir de pierre de touche. »

*
* *

Sous quelle forme prescrire les lavements créosotés ?

On a proposé, à cet égard, les véhicules les plus divers pour la créosote.

Révillet fait remarquer que le degré de tolérance de la médication tient souvent au soin apporté à la préparation dans laquelle l'huile doit] être parfaitement émulsionnée. Il prescrit :

Créosote pure de goudron de hêtre.....   2 à 4 gr.
Huile d'amandes douces...............   250   »
Jaune d'œuf ....   N° 1

Faire dissoudre d'abord la créosote dans l'huile, puis émulsionner avec le jaune d'œuf.

Chabaud préfère les lavements à l'*eau créosotée*, à raison de 1 à 3 grammes de Créosote pour 100 à 300 grammes d'eau. Il les trouve moins irritants et d'une absorption plus facile.

D'autres cliniciens ont recours, pour les lavements, au *Lait Créosoté*, qui assure une émulsion parfaite et par suite une absorption et une tolérance plus grandes. Mélangée au lait dans la proportion de 4 à 10 grammes pour 100, la créosote se dissout pour une faible partie dans ce liquide ; le reste s'émulsionne presque instantanément par simple agitation.

Burlureaux conseille justement de donner les lavements le soir, parce qu'ils ne risquent pas d'être rendus pendant la nuit. Les malades ont en général, le lendemain matin une selle extrêmement fétide, dont l'odeur ne rappelle en rien celle de la créosote. Il est inutile de faire précéder le lavement médicamenteux d'un remède évacuateur. L'essentiel est de le donner très lentement, sans que le malade le sente pénétrer.

II

Suppositoires créosotés

Le second mode d'administration de la Créosote par la voie rectale est le *suppositoire Créosoté*.

Il existe divers modèles de suppositoires. Ils peuvent revêtir différentes formes.

On peut les faire d'après le procédé de confection ordinaire, avec 0,50 de créosote pour 3 grammes de beurre de cacao.

En Angleterre et en Allemagne, on utilise les suppositoires creux à couvercle, pouvant contenir un gramme environ de substance active.

On trouve également dans les pharmacies des ovules créosotés tout préparés et contenant 0 gr. 50 de créosote ; la matière englobante dans ces ovules est généralement constituée par un mélange de gélatine et de glycérine (glycogélatine).

Le Docteur L. BLANC préfère le suppositoire au

lavement créosoté ; il trouve les avantages suivants : plus facile à administrer, ne demandant pas une préparation souvent délicate et compliquée, il peut être appliqué par le malade lui-même, sans répugnance, sans effort ; il ne craint pas de le rendre avant l'absorption complète de la substance active. Enfin, il permet, tout aussi bien que le lavement, la médication intensive.

C

ADMINISTRATION DE LA CRÉOSOTE PAR INHALATION PULMONAIRE

On a expérimenté de bonne heure les inhalations créosotées. Se servir de la respiration pour soigner les maladies de l'appareil respiratoire, avoir recours à la fonction pour véhiculer le médicament jusqu'à l'organe malade, paraît tout d'abord une conception logique. Et, de fait, REICHENBACH et ses successeurs eurent recours à l'inhalation créosotée avec l'espoir de faire une véritable médication locale, c'est-à-dire de soumettre le poumon aux vapeurs qu'ils considéraient comme balsamiques et cicatrisantes du résineux extrait de la distillation du goudron de hêtre. Mais, bien vite, ils renoncèrent à ce mode d'administration qui ne leur donnait aucun résultat.

* *

C'est qu'il faut des conditions toutes spéciales, une extrême volatilité du produit inhalé, une ventilation pulmonaire plus active que ne le comporte généralement le poumon malade, enfin une ferme volonté, une ténacité du malade surtout, à répéter très fréquemment les séances d'inhalations qui sont, d'autre part, pour sa fonction fatiguée, un exercice pénible, pour espérer recueillir quelque bénéfice de l'inhalation de vapeurs médicamenteuses.

Degré de la ventilation pulmonaire.

... « Il suffit, écrit BURLUREAUX, de réfléchir un instant pour voir quelle minime dose de créosote peut être absorbée par la voie pulmonaire soit, en effet, une chambre de 20 mètres dans laquelle on ferait évaporer, je suppose, par 24 heures, la dose de 20 grammes de créosote : c'est une dose maxima qu'on ne peut pas dépasser dans une chambre normalement ventilée, sous peine d'en rendre l'atmosphère irrespirable, et d'incommoder non seulement le malade, mais encore son entourage. Pour que cette chambre soit ventilée convenablement, il faut que l'air en soit renouvelé trois fois par heure dans sa totalité, c'est donc dans cette chambre que doivent être introduits 1440 mètres cubes ; or, que deviennent les 20 grammes de créosote diluée dans cette masse énorme ?

Et calculons quelle fraction de ces 20 grammes va effleurer le poumon : à chaque inspiration le malade absorbe un demi-litre d'air ; admettons qu'il fasse 20 inspirations par minute, combien fera-t-il entrer de créosote dans son poumon ? Exactement 20 centigrammes en 24 heures. »

∗
∗ ∗

L'inhalation créosotée simple, telle que l'expérimentèrent les premiers thérapeutes de la Créosote est donc une méthode presque illusoire pour administrer ce médicament. On se demanda alors si les résultats ne seraient pas changés en donnant de *l'air créosoté sous pression.* Ce procédé fut expérimenté il y a peu d'années par Germain SEE et TAPRET, avec une fortune variable. Il est certain que, pour un temps fixe de séance inhalatoire, on introduit par pression plus de vapeurs créosotées dans les conduits bronchiques que si le malade se contente d'inspirer l'air créosoté à la pression atmosphérique. Mais dans quelle mesure, se demanda BURLUREAUX? « C'est difficile à préciser et nous avons pensé à admettre qu'une surpression de 1 à 2/10 d'atmosphère parvienne à introduire dans l'économie une dose pondérable de Créosote, d'autant que ce n'est que pendant un nombre d'heures limité, trois heures par jour au plus que les malades peuvent rester sous la cloche à pression pour respirer de l'air créosoté. Nous avons peine à admettre qu'un homme qui ne fait pénétrer dans son poumon que 20 centigrammes de Créosote, alors qu'il respire 24 heures de suite un air chargé de vapeurs créosotées, en absorbera beaucoup plus en restant trois heures à respirer sous une cloche le même air créosoté sous une pression un peu supérieure à la normale. »

Pour notre part, nous avons vu maintes fois les inhalations créosotées sous quelque forme que les malades s'y soumettent n'apporter aucune modification appréciable dans son état. Ça n'est souvent qu'une façon de l'amuser et de lui donner confiance car il partage, généralement, d'incroyables illusions sur l'efficacité de ce traitement. C'est un de ceux dans lesquels il a le plus de foi. Et cette thérapeutique par l'idée n'est pas négligeable, même dans une maladie aussi profondément organique, à lésions aussi constatables que la tuberculose.

Un de mes élèves, M. André ROBLOT, rapporte le cas d'un malade, un jeune homme, parvenu à la dernière période de la maladie, porteur d'une grosse caverne à droite, émacié fébricitant, presque cachectique dont l'épuisement était extrême. Ce patient était bien à la fois, comme la plupart à cette période de leur mal, phtisique et tuberculeux. Les symptômes fonctionnels marchaient de pair avec les lésions. Il voulut essayer des inhalations créosotées ; et, muni d'un simple inhalateur à deux tubes, rappelant la disposition des appareils à sérum artificiel, il partit pour la campagne faire son traitement par inhalations.

Il s'y soumit avec une régularité mathématique faisant deux séances d'inhalation par jour, le matin et le soir, d'une heure et demie chacune.

Il prétendait recueillir de ces séances un soulagement et une amélioration qui, deux fois par jour,

Appréciation personnelle.

ramenaient un peu d'espoir dans son esprit désabusé. Au bout de trois mois, son état était bien meilleur ; au bout de six mois, il se considérait comme guéri.

Et, en effet, il avait augmenté de poids, l'appétit était excellent, la toux et l'expectoration étaient arrêtées ; l'auscultation enfin ne révélait plus que d'anciennes lésions endormies et déjà cicatrisées. Depuis huit ans, la guérison s'est maintenue. Jamais, à voir cet ancien malade, on ne pourrait imaginer qu'il fut un condamné. Aussi, ne tarit-il pas d'éloges sur le traitement par les inhalations créosotées. Mais il est bon d'ajouter que concurremment aux inhalations, il se soumettait à une cure hygiéno-diététique sévère : vivant à la campagne, dormant les fenêtres ouvertes, s'imposant un repos absolu, se soumettant à une suralimentation raisonnée : œufs crus, lait, crêmes, jus de viande, etc..... Bref, il s'était à la campagne fort intelligemment composé et imposé une existence de Sanatorium qui réalisait, dans la mesure du possible, la triple cure d'air, de repos et d'alimentation de la trilogie de Brehmer. Nul doute que ce malade n'ait retiré de sa cure hygiéno-diététique plus de bénéfice que de sa cure médicamenteuse. Mais telle est la propension du malade à n'accorder de confiance qu'aux médicaments qu'il ne rapporte sa guérison qu'aux inhalations de Créosote : c'est souvent ainsi que certains remèdes passent pour avoir guéri la tuberculose.

Quoi qu'il en soit, la respiration peut être utilisée à porter le médicament jusqu'au niveau du poumon malade. Pour la Créosote, en particulier, la chose a pu être faite avec quelque avantage.

L'inhalation créosotée, seule, serait insuffisante à constituer le tout d'un traitement par la Créosote. Mais c'est encore une voie pour faire pénétrer un peu plus de Créosote dans l'organisme. Elle offre l'avantage de ménager les voies digestives et de porter la substance active jusqu'auprès de la lésion. C'est un moyen de ménagement et d'épargne pour laisser reposer le malade, pendant quelque temps, des autres procédés qu'on met en œuvre dans sa « créosotisation » intensive. Alternant avec eux ou les complétant, l'inhalation créosotée n'est pas à dédaigner. BOUCHARD, GIMBERT, BURLUREAUX, FISCHER, n'ont-ils pas démontré que, pour agir, la Créosote doit être administrée à hautes doses, et SOMMERBRODT n'a-t-il pas dit que, jusqu'aux limites de l'intolérance, le malade ne prend jamais trop de Créosote ?

D

ADMINISTRATION DE LA CRÉOSOTE PAR LA VOIE SOUS-CUTANÉE

C'est précisément pour satisfaire pratiquement à ce postulat de la médication créosotée dans la tuberculose pulmonaire qu'on a songé à l'administrer par la voie sous-cutanée.

Saillet a même proposé d'utiliser la voie cutanée, et de même que pour les mercuriaux, avoir recours aux *frictions créosotées*. On fait les frictions sur la partie supérieure du tronc et sur les membres avec un mélange ainsi composé :

Créosote.....................⎫
Essence de thérébentine.......⎬aa 5 grammes.

Lanoline.....................⎫
Axonge ....⎬aa 25 grammes.
Huile d'olives.................⎭

Saillet est arrivé aux conclusions suivantes :

« Les frictions faites avec de la créosote pure ou mélangée avec un corps gras ne donnent pas une absorption suffisante ; elles ont, de plus, l'inconvénient de laisser à leur suite une sensation désagréable.

Les frictions faites avec une solution alcoolique laissent, au contraire, une sensation agréable, et permettent une absorption importante. Une friction avec 5 grammes d'une solution de 20 o/o d'alcool, sur les membres seuls, équivaut approximativement à l'absorption de o gr. 10 de créosote. La même dose de frictions sur le tronc seul, équivaut à l'absorption de o gr. 16. Une friction avec 15 grammes sur le tronc et les membres équivaut à l'absorption de o gr. 3o.

* *

Ces frictions sont parfaitement tolérées par la peau ; elles ont l'avantage de ménager l'estomac des phtisiques et celui de stimuler la peau, ce qui est un bon moyen de modérer les sueurs nocturnes. Nous avons observé qu'elles abaissent légèrement la température dans l'heure qui suit la friction, mais elles ont l'inconvénient de provoquer généralement au bout de dix minutes, surtout chez les fébricitants, une crise de *sueurs profuses* qui dure de 10 à 15 minutes. »

Avantages des frictions créosotées.

Malgré les nombreuses observations favorables publiées par M. SAILLET, cette méthode d'administration de la créosote est à peu près universellement abandonnée à cause de la petite quantité du médicament absorbé par les frictions.

Par contre, *l'injection* Créosotée nous parait être à la suite des phtisiologues qui l'ont employée, de BURLUREAUX surtout, qui lui a consacré d'importants travaux et a systématisé, codifié la méthode des injections intensives, le mode d'administration le plus sûr et le moins dangereux pour donner de hautes doses de Créosote.

Avantages des injections sous-cutanées.

BURLUREAUX en énumère ainsi les avantages :

1º Il permet d'apprécier la dose de créosote pénétrant dans l'organisme, ce qui est à peu près impossible lorsqu'on introduit la créosote par la voie pulmonaire, en inhalations, par la voie rectale et même par la voie gastrique, l'assimilation n'étant pas nécessairement égale à l'ingestion.

2º Quand la créosote est donnée par la peau, elle agit à bien plus faibles doses que quand elle est donnée par l'intestin ou par la bouche.

3º La créosote injectée sous la peau produit des effets rapides qu'on n'obtient pas avec la créosote donnée d'une autre façon.

« L'administration créosotée par la voie sous-cutanée, dit BURLUREAUX, remplace tous les autres modes d'introduction et ne peut pas être remplacée par eux ».

*
* *

Véhicules des injections sous-cutanées.

Quel véhicule employer pour introduire la Créosote sous la peau ?

On a conseillé la glycérine. — Presque tous les thérapeutes l'ont abandonnée pour l'huile, qui est, en même temps, un aliment et qui est le véhicule de beaucoup le plus parfait.

L'huile injectable doit être d'excellente qualité. L'huile d'amandes douces et l'huile d'olives se valent pour cet usage ; mais l'huile d'amandes a l'inconvénient de se solidifier en hiver. L'huile doit être de qualité irréprochable, même quand on l'épure, ce qui est d'ailleurs nécessaire si l'huile était primitivement de mauvaise qualité. BURLUREAUX a observé que l'injection produisait des accidents d'une intensité proportionnelle à la dose d'huile injectée : douleurs consécutives à l'injection, rougeur et tension de la peau autour de la piqûre, accès fébriles, etc.

BURLUREAUX insiste pour ne se servir que de créosote rectifiée par la distillation entre 202 et 210°.

« L'huile doit être neutre, c'est-à-dire dépourvue d'acides gras ; pour ce, elle doit être lavée à l'alcool, puis décantée et chauffée pour faire disparaître toute trace d'alcool.

« Elle doit être stérilisée. Le chauffage, s'il est poussé à 110 degrés, suffit pour la stérilisation.

« Elle ne doit pas contenir plus de une partie de créosote en poids pour 14 d'huile, sous peine d'être mal tolérée par la peau. Mais on peut employer les solutions plus faibles quand on n'a pas besoin de faire absorber au malade beaucoup de créosote. Nous nous servons souvent de l'huile à 1/100 au début du traitement et pour tâter la tolérance des malades.

« La solution créosotée huileuse, ainsi préparée, se conserve indéfiniment ; nous avons pu utiliser 1 kilogramme d'huile créosotée préparée depuis dix-huit mois. »

*
* *

L'injection doit être faite très lentement, c'est-à-dire goutte à goutte. Un écoulement de 60 grammes par heure, est une limite qu'il ne faut pas dépasser.

Nous ne décrirons pas [tous les appareils qu'on a imaginés pour régler automatiquement l'écoulement de l'huile injectée et sa pression.

Ils ressemblent presque tous à celui que nous avons fait construire chez M. MATHIEU, il y a environ dix ans. Ces appareils à deux tubulures et à manomètre sont munis d'une aiguille hypodermique et d'un système de soufflerie ou de pression.

Tels sont les appareils de GIMBERT, ceux de BURLUREAUX et GUERDER qu'on a employés depuis pour des injections intensives de sérum artificiel ou de préparations mercurielles.

*
* *

En quel endroit faire la piqûre ?

Les préférences des praticiens, qui se conforment souvent par nécessité à celles des malades, lesquels accusent des régions plus ou moins sensibles à la douleur de la piqûre, sont variables. Elle peut porter sur l'un des points suivants : parties latérales du dos, région pectorale, flancs, épigastre, hypogastre, hypocondres, régions péri-ombilicales et fessière externe, face latérale et postérieure des bras, face extérieure des cuisses, selon GIMBERT. BURLUREAUX préfère la région trochantérienne. D'ailleurs, on peut, on doit même varier les lieux d'élection de la piqûre afin de pouvoir continuer le traitement pendant longtemps, à raison d'une piqûre tous les deux jours ou, dans les cas urgents, même d'une piqûre par jour. Au sujet de l'endroit où portera de préférence l'injection, le docteur Camille Lorot fait ces judicieuses observations :

« On évitera le plus possible de faire porter l'injection dans le voisinage d'une articulation pauvre de muscles, comme l'articulation de l'épaule et la région trochantérienne chez les tuberculeux. Une injection intrascapulaire sera douloureuse chaque fois que le malade portera sa main à la tête. Une injection sur la face antéro-externe de la cuisse est assez mal supportée. L'injection dans la paroi abdominale est excellente car on a là une laxité assez grande du tissu cellulaire ; mais les tuberculeux qui toussent énormément s'en accommodent mal.

« L'injection la plus pratique, la moins douloureuse et la meilleure est certainement celle qui se fait à la fesse dans une région bien déterminée en haut, par une ligne allant de la 5e vertèbre lombaire à l'épine iliaque antéro-supérieure ; en bas, par le pli fessier ; en dedans, par le sillon inter-fessier ; en dehors, par une distance de trois doigts du grand trochanter pour éviter toute blessure du nerf sciatique. Là, on tombe sur la masse charnue des muscles fessiers, qui font saillie et reçoivent impunément, presque sans douleur, les plus fortes injections hypodermiques. »

   Tels sont les divers modes d'administration de la Créosote. Ajoutons-y, pour être complet, la *voie trachéale*, préconisée par Dor, qui recommande une injection intratrachéale quotidienne de 2 grammes d'une solution d'huile créosotée à 20 o/o. C'est un moyen commode, expéditif, d'administrer la Créosote ; toutefois, il n'est pas sans inconvénient, et de plus, il n'est souvent, comme le fait remarquer le Dr R. Simon, que « l'hypocrisie de l'injection par voie gastrique, la plupart de ceux qui croient faire des injections trachéales ne faisant que des injections œsophagiennes. »

Les moyens sont donc variés d'administrer la médication créosotée. Cette variété, même aux yeux des phtisiologues, n'a pour but que d'arriver à un traitement intensif, c'est-à-dire aux doses élevées de créosote.

Nous étudierons en un chapitre spécial, à la suite de l'action clinique de la Créosote, des phénomènes qu'elle provoque, des effets qu'on en peut attendre, la question de l'intolérance et de l'intoxication créosotée. Nous verrons ainsi, quelles sont les doses, — d'ailleurs fort variables, suivant les malades, suivant le stade auquel ils sont parvenus, suivant le degré d'imprégnation créosotée qu'un traitement antérieur, par la Créosote leur a fait acquérir, ce qui laisse plus ou moins le champ ouvert à la créosotisation intensive par une méthode systématique, — qui forment les frontières de la tolérance et de l'intolérance.

E

DE LA
COMPARAISON DES DIVERSES MÉTHODES
DU TRAITEMENT CRÉOSOTÉ
ET DE
SES DIVERS MODES D'ADMINISTRATION

Quelle Méthode adopter? Quelle voie choisir?
Conclusions.

Pour l'instant, nous voulons seulement nous demander, — maintenant que nous avons en mains tous les moyens de réaliser la médication créosotée à hautes doses, et de par la méthode des injections intensives comme la pratique Burlureaux, et de par l'emploi simultané ou successif des divers moyens ci-dessus énumérés, — quelle est, de parti-pris, la méthode optima et si l'on peut, à priori, répondre à cette question : « Le traitement créosoté doit-il être intensif, arriver d'emblée ou très vite aux hautes doses, ou bien se maintenir dans les doses moyennes ou petites? »

Les opinions différent

Si nous consultons les auteurs à cet égard, nous voyons que leurs réponses sont des plus variables et ont changé, comme il arrive toujours, non seulement selon les époques, sous l'influence de la mode thérapeutique, mais surtout sous l'influence plus raisonnable des modes d'administration que la technique des divers procédés leur permettait de mettre en œuvre.

C'est ainsi que la nécessité de la méthode intensive ne fut guère proclamée que le jour où les perfectionnements de la technique administrative permirent d'en apprécier la valeur. Il est un fait, cependant, c'est que les premiers expérimentateurs crurent s'apercevoir très vite de l'insuffisance des petites doses ou des moyens qui, comme les pulvérisations créosotées, les inhalations, ne permettent que l'introduction de petites doses.

Bouchard, le premier, déclara qu'on ne pouvait juger la Créosote que si on la donnait à doses vraiment thérapeutiques. Mais combien la dose utile préconisée par ses premiers travaux sur la question, et qui ne dépasse pas o gr. 80 à 1 gr. de créosote pure, par jour, devait être jugée insuffisante quand la méthode des injections intensives permit d'atteindre jusqu'aux confins de l'intolérance et des manifestations toxiques du créosotisme.

A telle enseigne qu'aujourd'hui les praticiens, suivant la pente qui les entraînait du côté de la méthode intensive, déclarent volontiers, au moins pour la majorité, avec Sommerbrodt, que la Créosote agit d'autant mieux que le malade en supporte davantage, avec Burlureaux que, quand le médicament est indiqué, « la dose la plus utile est la dose maxima tolérée ».

* * *

Ces conclusions n'ont pas été cependant sans soulever des réserves judicieuses :

« ..... Nous ne sommes pas partisans des hautes doses de Créosote, déclare le Dr L. Blanc, dans sa thèse sur « *l'administration de la Créosote par la voie intestinale* ». Il ne faut pas oublier que la médication créosotée produit un abaissement très remarquable de la température. Là se montre un inconvénient des doses fortes ; la Créosote, donnée à 3 et 4 grammes, peut produire une réfrigération pénible.

« On a dit aussi qu'il fallait, avant de prescrire de hautes doses de créosote, s'assurer de l'intégrité du foie, du cœur et des reins ; la présence de l'albumine dans les urines est une contre-indication formelle. Mais les tuberculeux ont fréquemment de l'albumine dans les urines, souvent un mauvais foie, un cœur défectueux. Il ne faut pas oublier non plus que la Créosote, même à doses thérapeutiques, peut produire un empoisonnement mortel..... »

« .....On peut reprocher, dit Manquat, à la méthode intensive :

« 1° D'amener une déperdition considérable de potasse et de soude dans les urines (fait que nous avons signalé en traitant des voies et modes d'élimination de la Créosote) ;

« 2° D'exposer à des accidents locaux (abcès) ;

Reproches adressés à la méthode intensive.

« 3° D'être nuisible aux reins lorsque ceux-ci sont malades (GIMBERT);

« 4° Dans les cas graves, les doses massives ne sont pas tolérées, et, dans les cas moins graves, l'ingestion des doses modérées est, de plus, souvent suffisante.

« Nous estimons donc que la dose maxima de 1 gramme, fractionnée en 24 heures, ne devra guère être dépassée et que les doses moyennes de o gr. 3o à o gr. 6o seront généralement suffisantes. »

BOURGET déclare que, pour sa part, il n'institue jamais de traitement intensif par la Créosote ou le Gaïacol, consistant en injections, inhalations, frictions et lavements : c'est ajouter, selon lui, à l'intoxication par les toxines tuberculeuses un empoisonnement par un corps chimique.

En outre, — et peut-être en cela est-il le seul de son avis, — il prescrit d'administrer de préférence la Créosote ou le Gaïacol par la voie stomacale ; c'est par cette voie, dit-il, qu'elle se montre le plus active ; donnée à la dose journalière de 75 centigrammes à 1 gramme, elle agit d'une façon puissante sur les divers microorganismes, ferments et levûres qui se développent généralement dans un estomac hypochlorhydrique, comme celui des tuberculeux. Sous cette influence, l'appétit renaît, et le malade, mieux nourri, lutte plus facilement contre la marche de la tuberculose.

*
* *

Pour nous, il nous semble que ce serait plutôt le contraire qui serait l'expression de la vérité clinique :

la Créosote, introduite par l'estomac, provoque souvent des phénomènes d'intolérance gastrique dont le premier est la perte de l'appétit et le dégoût des aliments.

Par conséquent, en thèse générale, nous sommes partisans convaincus de la méthode sous-cutanée, la seule qui permette au thérapeute d'administrer une grande dose de Créosote. Cette méthode a, du reste, rallié les suffrages de la majorité des cliniciens qui l'emploient exclusivement ou du moins de préférence aux autres modes d'administration.

CHAPITRE V

Résultats cliniques du traitement créosoté

Indications et contre-indications de la Créosote

Rien n'est plus difficile que de donner une étude clinique de la Créosote, que d'enfermer en quelques formules qui n'auront de mérite à être exprimées que si elles sont concises, précises et exactes, précisément parce qu'une étude clinique comporte rarement des conclusions générales, et que le rigorisme d'une formule ou d'un principe ne saurait se prêter à l'infinie variété de la clinique.

La clinique, en effet, se fait au lit du malade — au gré des cas que le hasard présente, et des circonstances particulières par où tel cas ne peut jamais être assimilé à tel autre. Il n'y a pas de maladie — mais des malades, dit-on, depuis un maître célébre — et jamais cette maxime qui doit constituer le sûr guide du médecin thérapeute auprès de son malade ne fut plus vraie que de la tuberculose.

S'il est une maladie capricieuse en ses manifestations cliniques, variable en son évolution, sa durée, ses complications, ses symptômes, et où le pronostic soit le plus difficile à porter c'est bien celle-là.

Les résultats cliniques qu'elle fournit et les conclusions générales qu'on en peut déduire, sa façon de réagir vis-à-vis de tel ou tel médicament, de la Créosote que nous étudions ici, toutes les indications qu'on peut formuler à la suite d'une telle étude ne sont nécessairement que le résumé de l'expérience quotidienne du médecin, cette expérience se réduisant à quelques conclusions qui expriment non la totalité des faits qu'il a observés mais la majorité des cas qui peuvent être rapprochés les uns les autres par un ensemble de caractères analogiques.

Indications générales. Une étude clinique de la tuberculose et des résultats qu'un traitement méthodique a donnés sur elle ne comporte pas autre chose que ces indications générales. Ce sont elles que nous voudrions résumer ici.

Burlureaux, qui a fait de l'emploi de la Créosote contre les diverses manifestations tuberculeuses, une méthode raisonnée qu'il a cru pouvoir codifier, rapporte dans son livre les observations de 215 malades atteints de tuberculose pulmonaire.

Le traitement par la Créosote à hautes doses, en injections sous-cutanées alternant selon les cas et le degré de tolérance du malade avec les autres modes d'administration que nous connaissons, a fourni les résultats suivants :

5 malades ont obtenu une guérison inespérée;

151 une amélioration évidente et durable qu'ils

auraient difficilement obtenue avec les autres moyens thérapeutiques habituellement employés;

33 une amélioration notable de l'état général, mais sans arrêt de la lésion pulmonaire;

26 cas n'ont donné que des résultats insignifiants.

De cette statistique, Burlureaux déduit l'étude des indications et contre-indications de la Créosote. Et, groupant les malades d'après la forme clinique que présente leur phtisie, il examine si la Créosote est indiquée dans telle ou telle forme et dans quelle mesure on peut retirer un bénéfice de son emploi. Nous suivrons cette division qui répond à l'ensemble symptomatique qu'on retrouve le plus fréquemment en clinique et, chemin faisant, nous donnerons les résultats de notre expérience personnelle sur telle ou telle forme.

§ I

Tuberculoses torpides à évolution lente, avec rémissions prolongées.

« Il est, écrit Burlureaux, des tuberculoses à évolution lente, à forme apyrétique qui font le triomphe de toutes les médications, de toutes les stations thérmales imaginables, qui guérissent partout et toujours, à moins qu'une hygiène par trop détestable ne vienne à la longue compromettre la résistance que l'organisme offre à l'envahissement du bacille... tous les praticiens ont pu suivre quelques malades de ce genre dont la survie prolongée est un véritable défi jeté à notre science et de nature à tempérer notre enthousiasme pour telle ou telle médication.

« Eh bien, dans des formes semblables le traitement Créosoté est-il oui ou non, à conseiller ?... »

Burlureaux n'hésite pas à répondre par l'affirmative, et à conseiller le traitement non seulement pendant les périodes d'activité tuberculose mais encore pendant les périodes intercalaires pendant un certain temps jusqu'à ce que le médecin ait la certitude que le bacille a abandonné la place et que l'organisme a définitivement triomphé, autant dire pendant une durée presque indéfinie.

L'auteur, dans ces circonstances favorables, tient la conduite suivante :

1° Imposer au malade l'hygiène la plus sévère basée sur les principes de Daremberg.

2° Appliquer le traitement sous-cutanée intensif.

Et Burlureaux ajoute que dans les périodes intercalaires de rémission apparente, il devra continuer la médication créosotée, sous une autre forme, faire appel à un autre mode d'administration afin de « saturer l'économie de Créosote... Le malade n'en prendra jamais trop s'il la supporte. A maladie chronique, il faut apposer un traitement chronique. »

***

Sauf cette dernière conclusion, nous ne saurions

dans ces cas de tuberculose à évolution lente, nous ranger au conseil de BURLUREAUX.

Sans doute, une maladie chronique comme la tuberculose à toujours besoin d'être traitée ; mais *traitée* ne veut pas dire *médicamentée*. Et ce sont ces cas précisément où, non seulement le médicament nous paraît superflu, mais quelquefois nocif. La thérapeutique ne comporte pas fatalement et invariablement un appel à la pharmacopée. Dans ces cas de trève, il vaut mieux soumettre le patient à un régime hygiéno-diététique, qui réussit si bien à maintenir et à consolider la guérison de la phtisie.

La cure hygiéno-diététique de BREHMER (repos, suralimentation, air pur), convenablement appliquée et intelligemment interprétée, ainsi qu'on le fait dans la plupart des sanatoriums, suffit à ces tuberculoses. Elles ne demandent en somme, qu'à guérir toutes seules.

Le processus ulcératif évolue avec une extrême lenteur et paraît presque toujours, sauf peut-être au moment des poussées aigues, compensé par ce processus curatif. La maladie paraît *torpide*, comme disaient les anciens cliniciens. Pourquoi par une intervention à tout le moins inutile, souvent insolite, *réveiller* la maladie qui dort ?

* *

Et c'est, qu'en effet, il suffit d'une intervention superflue, par conséquent inopportune, pour donner à la maladie torpide jusque-là une orientation aiguë et une allure maligne. Or, parmi ces interventions

Les tuberculeux sont très sensibles à tout médicament.

7

dangereuses, il convient de citer, au premier rang, la médication hypodermique véhiculant un médicament quelconque, surtout la Créosote de hêtre.

On l'a dit : les tuberculeux sont des malades extrêmement sensibles qui réagissent à tout ; et sur cette sensibilité extrême de réaction on a pu fonder les moyens les plus divers pour le diagnostic précoce de la tuberculose (injections de tuberculine, de sérum artificiel, séro-réaction d'ARLOING et COURMONT, etc...); les moyens, maniés avec prudence, ne laissent pas parfois d'être dangereux, à plus forte raison ne doivent-ils pas constituer la base d'une thérapeutique antituberculeuse.

M. HUTINEL, injectant une dose minime, dix centimètres cubes de sérum artificiel à des enfants atteints de diarrhée grave, a noté chez certains sujets des élévations de température de $1°$ à $2°5$ et il a démontré qu'il s'agissait le plus souvent de tuberculeux. Il ajoute, que la médication sous-cutanée est, par conséquent, sujette à caution chez les tuberculeux.

Dans le même ordre d'idées, DAREMBERG, dans une *Communication à la Société de Biologie,* avait montré, dès 1892, que l'injection de liquide orchitique et de sérums déterminait des réactions fébriles chez les tuberculeux.

Enfin, GRANCHER condamne l'usage de ces sérums: « Il faut renoncer à l'emploi des sérums préparés cu artificiels, surtout depuis que M. HUTINEL a publié un cas de mort et un autre accident grave à la suite d'injections d'eau salée chez les tuberculeux. »

*
* *

Que dire dès lors, de l'injection de créosote ? Elle provoque presque toujours une réaction intense, ce qui prouve, d'ailleurs, son efficacité, et dont il n'est guère possible de prévoir le sens et de mesurer la valeur.

C'est ainsi que chez certains sujets, nous avons vu l'injection créosotée être suivie d'un abaissement de température aussi brusque qu'inquiétant et chez d'autres, la même injection provoquer une légère ascension thermique. Dans l'un et l'autre cas, l'effet immédiat était nuisible.

Aussi lorsque l'organisme paraît résister à la lésion tuberculeuse, lorsqu'il offre *motu proprio*, un terrain défavorable à l'invasion bacillaire, dans toutes les phtisies torpides, à évolution lente, qui ne demandaient qu'à guérir d'elles-mêmes, faut-il se garder, comme d'une arme dangereuse, de toute intervention pharmaceutique surtout d'une médication hypodermique créosotée, susceptible de donner « un coup de fouet » à la maladie et de la précipiter vers une évolution qu'elle ne faisait pas tout d'abord prévoir. C'est avec ces tuberculoses que la cure hygièno-diététique doit être avant tout et toute seule employée. Elle suffit toujours. Vouloir faire plus que de soumettre de tels malades à une hygiène raisonnée, c'est s'exposer à faire moins. Le mieux est quelquefois l'ennemi du bien. On perd tout en voulant trop gagner.

§ 2

Tuberculose à évolution lente avec poussées subaiguës.

Ici là maladie a encore une évolution lente, mais les poussées qui divisent par étapes le cours de la tuberculose et qui, à chaque retour, entraînent une déchéance progressive, exigent une thérapeutique symptomatique de circonstance pour lutter contre ces accidents.

Cette forme de tuberculose débute souvent par une pleurésie sèche à épanchement moyen qui survient sans cause appréciable. « Très souvent la pleurite est sèche, dit BURLUREAUX, et a une affinité très curieuse pour la base du poumon gauche ; nous ne saurions trop appeler l'attention des praticiens sur cette pleurite de la base gauche, qu'il faut chercher, pour la trouver. C'est un phénomène révélateur qui nous semble appartenir aux tuberculoses graves. »

Ces cas sont-ils justiciables du traitement créosoté ?

La créosote comme élément de pronostic. BURLUREAUX distingue deux cas. Au moment où le médecin voit son malade, il peut se trouver soit dans une période de rémission, soit dans une période active. Dans le premier cas, la médication créosotée doit être appliquée sans hésitation. On pourra d'emblée choisir la voie sous-cutanée et l'on administrera tout d'abord 5 grammes d'huile créosotée au 1/15, en augmentant progressivement jusqu'au seuil de l'intolérance. Si le malade manifeste cette intolérance pour une dose relativement faible, 20 ou 30 grammes, par exemple, c'est généralement un indice grave qui témoigne de la malignité de la maladie — et du peu de résistance qu'offrira le terrain qu'elle a envahi. Si, au contraire, après une première série d'injections, le malade tolère la reprise des injections à une dose égale ou supérieure à celle où l'on s'était arrêté la première fois, l'indice est bon, et l'on peut porter un pronostic favorable qu'autorisent bientôt, d'ailleurs, l'amélioration constatable des signes locaux, et plus encore les modifications heureuses qui surviennent dans l'état général : retour de l'appétit, augmentation de poids, etc...

« On a, pour ainsi dire, fait passer le malade de la catégorie des tuberculeux incessamment menacés à la catégorie des tuberculeux résistants : à partir de ce moment, on peut lui appliquer la médication intensive ; rien ne doit plus arrêter l'audace thérapeutique et il n'y a de limites que celles de la patience, de la bonne volonté et de la confiance du malade. »

*
* *

Le médecin, comme c'est le cas habituel, voit-il son malade pour la première fois pendant une période d'activité de la maladie ? Quelle sera sa conduite ?

La créosote dans l'hémoptysie.

Doit-il donner la Créosote en pleine fièvre, en pleine hémoptysie ?

« Si le malade a des hémoptysies sans fièvre, point de doute à avoir : la Créosote est le meilleur des hémostatiques, et nous conseillerons même de faire deux injections par jour. Ainsi un malade se présenterait un matin avec une hémoptysie datant de 48 heures et sans fièvre, nous conseillerons de lui faire immédiatement une piqûre avec 5 grammes d'huile au 1/15 pour tâter sa susceptibilité, et le soir une piqûre avec 20 grammes, le lendemain matin une piqûre avec 50, si la tolérance est bonne. Il y a gros à parier que l'hémoptysie sera arrêtée après la deuxième injection. »

*
* *

La créosote n'est pas un hémostatique.

Nous ne saurions sur ce point partager les conclusions de Burlureaux ; qu'une hémoptysie, quand elle n'est pas foudroyante et ne survient pas à la dernière période de l'évolution tuberculeuse, s'arrête en 48 heures, ou au bout de trois jours, rien d'extraordinaire, c'est la règle : et le repos absolu suffit à obtenir ce résultat. Rien donc n'autorise à l'attribuer aux injections créosotées. Nous ne sachions pas que l'expérience et l'expérimentation physiologique ait jamais prouvé l'action hémostatique et vaso-constrictive de la Créosote. Tout au contraire, nous ralliant à l'avis de Grancher, nous estimons que la Créosote doit être limitée à la phtisie à marche lente, torpide, sans hémorragie et avec expectoration abondante. Mais pour la plupart des auteurs, la Créosote est contre-indiquée dans les formes de la tuberculose pulmonaire à tendance hyperémique et congestive, à marche rapide et à réactions intenses. On devrait craindre dans ces conditions de provoquer des hémoptysies. Une tendance marquée aux hémoptysies doit être considérée comme une contre-indication.

Par conséquent, au lieu que, pour BURLUREAUX, « l'hémoptysie semble être une indication formelle du traitement créosoté », nous pensons qu'elle en est une contre-indication absolue et les mécomptes qu'on obtient en pleine fluxion hémoptoïque, en maniant la Créosote même avec une extrême prudence, nous l'ont fait rejeter complètement de ces cas.

Lorsque l'hémoptysie est accompagnée de fièvre — ou même lorsqu'il y a de la fièvre sans hémoptysie, BURLUREAUX est plus réservé, et convient que le maniement de la Créosote est très difficile dans ces cas. Il exige, selon lui: 1° une surveillance quotidienne du malade ; 2° une connaissance approfondie des effets toxiques de la Créosote. Aussi ne conseillons-nous pas au médecin qui n'est pas sûr de lui, ou du temps qu'il peut consacrer au malade d'entreprendre le traitement dans des cas si difficiles. Mieux vaut alors laisser passer l'orage, recourir aux médications ordinaires, ventouses, petits vésicatoires, quinine, etc., et n'appliquer le traitement créosoté qu'à partir de la période de rémission qui succède à la phase aiguë.

Bien maniée, nous n'avons jamais vu que la Créosote améliorât les symptômes fébriles. Tout au plus peut-elle ne pas les aggraver. Si la fièvre tient à une infection surajoutée au processus tuberculeux, peut-être, dans certains cas, peut-elle, comme l'a montré SIREDEY, céder au traitement créosoté. Mais ces cas, où la fièvre bénéficie de la Créosote, sont trop rares pour que nous n'ayons pas, depuis longtemps, érigé en principe absolu de nous en passer dans toutes les formes hyperémiques congestives fébriles — dans les poussées intercurrentes similaires — de la tuberculose.

§ 3

Tuberculoses à évolution continue sans rémission.

La forme continue, sans trêve de la tuberculose pulmonaire chronique peut elle-même affecter deux types différents : tantôt le type lent, consomptif, à marche régulière vers la mort ; tantôt la forme aiguë, galopante.

Selon BURLUREAUX, la première forme débute le plus souvent par une bronchite négligée. Le médecin ne le voit généralement qu'un temps assez long après le début de leur maladie — et il peut dès lors observer que les lésions progressent avec lenteur, mais avec sûreté. Ce n'est pas que ces malades ne soient point susceptibles de guérison. Mais, ainsi que l'observe Burlureaux, comme la maladie évolue sans grand fracas, que le malade même, dès qu'il est un peu remonté, que sa toux est calmée, se croit à peu près guéri et néglige de poursuivre son traitement — cette forme est grave surtout parce qu'elle est celle où le malade se soigne le plus mal.

Il pourrait peut-être amener dans son état une trêve durable qui serait le prélude de la guérison. Mais il ne « veut » pas et ne sait pas vouloir. Cette forme continue où l'ennemi poursuit sans arrêt son œuvre de destruction, est donc extrêmement grave, et ne laisse que peu de prise « à la thérapeutique ». — . « Nous aimons mieux, écrit Burlureaux, avoir à soigner des malades ayant depuis deux ou trois ans des poussées inquiétantes survenant deux fois par an et suivies de rémissions pendant lesquelles le malade reprend des forces. »

Dans ces formes, on peut assurément employer la médication créosotée. Bien maniée, en donnant des doses rapidement croissantes qui se maintiennent sur les confins de la tolérance et de l'intolérance, en variant les voies d'introduction du médicament, et surtout en persévérant et en ayant plus de ténacité que le mal, on retire toujours quelque bénéfice de la médication créosotée.

En est-il de même des formes subaiguë et aiguë de la tuberculose pulmonaire phtisie galopante, pneumonie bacillaire granulie, etc... ?

****

*La créosote n'a
pas d'action sur
la granulie.*

Bien que, d'après Burlureaux, « dans toutes les
formes aiguës de la tuberculose pulmonaire, la créosote puisse être et doive être employée, » nous décla-
rons que nous n'avons jamais retiré, dans ces cas,
aucun avantage de la médication créosotée, même
instituée précocement et intensivement. Il s'agit là
d'une véritable toxhémie bacillaire, d'un toxi-infection tuberculeuse, d'une bacillhémie, comme dit Burlureaux, et la créosote arrive toujours trop lentement
et trop tard. Sans compter que, dans bon nombre de
cas, les réactions d'ordre congestif qu'elle provoque,
pour salutaires qu'elles puissent être parfois dans les
formes chroniques et torpides, sont ici nuisibles et
ne servent probablement qu'à accélérer un processus
déjà foudroyant de rapidité.

En résumé, de cette étude clinique, nous concluons :

1° Que la médication créosotée peut se défendre
lorsqu'il s'agit de tuberculoses lentes, à forme torpide, sans hémorrhagie et avec expectoration abondante ;

2° Qu'elle est contre-indiquée dans les formes à
tendance congestive, et lorsqu'il y a insuffisance rénale.

CHAPITRE VI

De la Tolérance et de l'Intolérance en matière de Médication créosotée

———

Maintes fois, au cours de cette étude, nous avons parlé de la tolérance et de l'intolérance de l'organisme pour la médication créosotée, pour les diverses doses et les divers modes d'administration que nous proposions de la créosote.

C'était par anticipation un peu que nous le faisions, et parce que nous savions que le lecteur nous comprendrait lorsque, par exemple, nous conseillons dans le traitement créosoté intensif de maintenir le malade à des doses voisines de l'intolérance... Il convient, cependant, d'aborder maintenant un sujet aussi sérieux, d'une utilité évidente surtout en matière de médication créosotée, de préciser ce qu'il faut entendre par tolérance et intolérance de l'organisme vis-à-vis d'un médicament, quels sont les symptômes de l'intolérance créosotée, pour quelles doses, en général, elle se montre, comment la combattre, quelles indications en tirer, etc....

*
* *

Tolérance et intolérance. Définition du Dʳ Robert.

C'est à cette étude que le docteur P. Robert Simon a consacré sa thèse inaugurale « Tolérance et intolérance de la Créosote ». Nous lui ferons au cours de ce chapitre de larges emprunts.

« Par tolérance, dit le docteur Robert Simon, à l'égard d'un médicament, il faut entendre un état de passivité de l'organisme tel que l'administration de ce médicament ne détermine l'apparition d'aucun phénomène pathologique, d'aucune réaction.

« Inversement, on doit dire qu'il y a intolérance toutes les fois que l'administration d'un médicament provoque des phénomènes étrangers à l'état physiologique ».

Or, les phénomènes de tolérance et d'intolérance étant ainsi compris sont extrêmement variables chez les malades pour un médicament donné ; et pour aucun d'eux plus que pour la créosote ils ne varient avec les malades et avec les doses employées. Tel malade supporte d'emblée une dose élevée de médiment qu'à tel autre il faudra une lente accoutumance et une progression sagement dosée pour l'atteindre. Celui-ci tolèrera mieux une même dose de médicament sous telle forme. Cet autre mode d'administration conviendra mieux à celui-là.

Toutefois, il faut remarquer qu'il n'y a pas de séparation de nature entre les divers termes de la série qui, des phénomènes réactionnels physiologiques conduisent aux phénomènes toxiques.... « phénomènes physiologiques, phénomènes d'intolérance, phénomènes toxiques sont trois termes n'exprimant que des degrés d'un même état réactionnel provoqué par le médicament ».

Et ces phénomènes par où se manifeste l'intolérance pour la créosote varient peu, selon la voie d'introduction du médicament: qu'il s'agisse de pénétration par frictions, par lavements, par injections, par ingestion, par injections sous-cutanées, les phénomènes sont les mêmes dans leur essence : seule la dose capable de les produire varie avec le mode de pénétration, c'est-à-dire suivant que l'absorption est plus ou moins rapide, plus ou moins parfaite.

* *

Qu'elle est donc la symptomatologie générale de l'intolérance créosotée? *Symptomatologie de l'intolérance*

Les symptômes peuvent se suivre et se superposer en 4 degrés, depuis le simple malaise jusqu'à l'intoxication mortelle.

A un *premier degré* d'intolérance, on note l'apparition rapide du goût de créosote dans la gorge — le malade au début même de l'injection ou du lavement déclarant percevoir un goût prononcé de créosote dans la bouche. *1er Degré.*

L'abaissement sensible de la température, soit pendant l'administration du médicament avec ascension dès que la pénétration du médicament a cessé ; soit abaissement permanent pendant toute la durée du traitement créosoté ; la coloration foncée des urines; des vertiges, semblables à ceux qu'ont les neuro-arthritiques.

***

2ᵉ *Degré*.

A un *second degré*, les mêmes phénomènes sont plus accusés : goût de créosote prolongé, sueur suivant l'injection créosotée et pouvant lui survivre plusieurs heures, — un peu de céphalée, de courbature, urines noires, sortant claires de la vessie et noircissant à l'air au bout de 2 à 10 heures.

***

3ᵉ *Degré*.

Parfois, on se trouve en face du *troisième degré* dans l'échelle de l'intolérance, la persistance du goût de créosote est telle que celui-ci reparaît même après un repas, et peut exister encore le lendemain d'une injection.

Si de la sueur se produit, mais seulement 6 ou 7 heures après la fin d'une injection, on est en face d'un degré d'intolérance qui confine à l'intoxication. Les urines sortent noires de la vessie. Le phénomène solennel important symptomatique d'une intolérance presque absolue, c'est le refroidissement que le malade éprouve 6 ou 7 heures après l'injection et qui précède de quelques instants l'apparition de la sueur tardive. BURLUREAUX en donne cette excellente description :

« Ou bien le malade a une sensation de froid dans le dos, dont il ne se plaint pas tant elle est fugitive et insignifiante. Mais le médecin doit la rechercher, demander de la façon la plus précise, si sept heures après la fin de l'injection, le malade n'a pas éprouvé cette sensation spéciale. Si oui, c'est que l'on a atteint la limite de la tolérance. Ce petit signe est à lui seul plus précieux que l'apparition des urines noires, des sueurs, du vertige. Ou bien le refroidissement est accusé par le malade : il dit qu'il a eu peine à se réchauffer, qu'on a été obligé de lui mettre une ou deux couvertures, et que cette sensation de froid a persisté une demi-heure ou trois quarts d'heure : quand on précise les questions, on apprend qu'elle est survenue sept heures après la fin de l'injection. Ou bien il se produit une sensation de refroidissement beaucoup plus profonde, durant trois quarts d'heure à une heure, refroidissement surtout marqué dans le dos et le thorax, précédé de frissons qui durent, plus ou moins intenses, de cinq à quinze minutes. Enfin, on peut observer des phénomènes véritablement inquiétants : le malade éprouve une sensation des plus pénibles de froid intérieur : il a les extrémités glacées, les lèvres cyanosées, il est secoué par des frissons qui rappellent à s'y méprendre ceux de la fièvre intermittente ; en même temps une sueur profuse, visqueuse, l'inonde, et son malaise est inexprimable... »

Cette hypothermie n'est pas seulement subjective ; elle est réelle. Robert Simon l'a vue descendre à 33° dans un cas ; elle se montre, en général, vers la deuxième heure après l'injection et va crescendo jusqu'à la septième heure. Puis elle diminue pour faire place à l'hyperthermie progressive, laquelle peut atteindre 39 ou 40°, et dont le maximum correspond à la période de sueurs profuses.

* *

4ᵉ Degré.
*Méningite
créosotée.*

A un *quatrième degré*, les phénomènes d'intolérance prennent l'intensité d'intoxication aiguë avec phénomènes méningitiques. La littérature médicale ne contient que trois observations d'intoxication aiguë : les deux premières furent rapportées par BURLUREAUX sous le nom de « Méningites tuberculeuses survenues au cours du traitement créosoté » ; la troisième a été rapportée par M. FAISANS à la Société Médicale des Hôpitaux de Paris. Nous la transcrivons ici, car elle donne le tableau complet des phénomènes du créosotisme aigu et de l'intoxication créosotée.

...« Le malade qui en fit le sujet avait d'abord été soigné par nous ; c'était un ancien infirmier du Val-de-Grâce, et nous avions pu, en 1891 et 1892, apprécier les résultats qu'il avait obtenus d'une cure créosotée prolongée : c'était, d'ailleurs, l'amélioration éprouvée en 1892 qui l'avait décidé à revenir à Paris en 1895 pour y subir un second traitement créosoté, et M. BURLUREAUX avait bien voulu nous confier le malade.

Nous lui fîmes, du 15 novembre au 1ᵉʳ décembre 1895, des injections quotidiennes à doses croissantes, restant auprès de lui pendant toute la durée de l'opération. Quand nous eûmes atteint, le 1ᵉʳ décembre, la dose de 140 grammes d'huile au quinzième, nous observâmes quelques petits phénomènes d'intolérance qui nous indiquèrent que nous confinions à la dose toxique, et nous en avertîmes le malade.

Le malheur voulut que les injections suivantes

fussent faites en notre absence par un étudiant en médecine, ami du malade, qui se bornait à introduire l'aiguille sous la peau et partait ensuite sans surveiller l'injection.

Les premiers jours, tout alla bien; le malade soucieux de notre recommandation, ne dépassait pas la dose de 5o à 6o grammes; mais un jour il déclara qu'il allait prendre une injection sérieuse..., il la prit si sérieuse qu'il faillit en mourir: c'était le 8 décembre.

Le 9, des amis, ne le voyant pas à l'heure habituelle, s'inquiétèrent; à midi, ils firent enfoncer sa porte, et à une heure venaient en toute hâte chercher M. Burlureaux qui trouva le malade dans l'état suivant :

Il était sans connaissance, ne poussant que quelques grognements inarticulés quand on le remuait ou quand on le pinçait légèrement, surtout quand on touchait la région épigastrique : il avait les pupilles très dilatées et égales, insensibles à la lumière; la température était de 38°, le pouls à 100. Son lit était souillé de vomissements, et la première idée qui vint à M. Burlureaux fut celle de méningite tuberculeuse; c'est, d'ailleurs, avec ce diagnostic d'urgence que le malade fut envoyé à la Pitié dans le service du docteur Faisans.

Mais, continuant son enquête, M. Burlureaux apprit que le malade avait reçu la veille une injection, qu'au début de l'injection, l'appareil contenait 15o grammes d'huile créosotée; or, cet appareil fut retrouvé sur la table du malade, à l'extrémité de sa chambre, ne contenant plus que 10 grammes de liquide. C'est donc que 14o grammes avaient été

absorbés par le malade laissé seul après l'introduction
de l'aiguille; il devenait évident qu'à la fin de l'injection le malade s'était levé, avait posé son appareil
presque vide sur sa table, puis s'était recouché et
avait ressenti quelques heures après les phénomènes
toxiques : tous ces détails furent transmis à M. le docteur Faisans.

Les trois jours suivants, le malade resta dans un
demi coma alternant avec des périodes de délire aigu ;
quand nous le vîmes à la Pitié le troisième jour, le
11 décembre, il était couché en chien de fusil, les yeux
fermés et les sourcils froncés comme si la céphalée
était intense ; il protestait énergiquement dès qu'on
voulait l'examiner.

Rien au cœur, pouls régulier, pas de constipation,
urine sous lui; par instants, délire violent avec hallu-
cinations.

12 décembre. — Même état.

13 décembre. — Amélioration : deux litres d'urine
presque noire sont rendus; le malade commence à
reprendre conscience de lui-même, répond à peu près
aux questions qu'on lui pose, mais n'a aucun souvenir
de ce qui s'est passé.

14 décembre. — Les urines sont redevenues nor-
males, et le 15, tout est rentré dans l'ordre : il ne
reste qu'une perte de mémoire absolue de ce qui est
arrivé. »

Cette observation reproduit tout le tableau du
créosotisme et de l'intoxication aiguë par la créosote.
C'est pourquoi nous avons cru devoir la citer.

Il est extrêmement rare que les accidents causés
par la Créosote intensive atteignent ce degré. Mais

les accidents d'intolérance ressortissant à l'un des degrés que nous avons reconnus à l'intolérance créosotique, au moins sous leur forme atténuée, sont au contraire fréquents.

Un accident de ce genre se révèle souvent par les phénomènes suivants :

Intoxication créosotée rapide

Tout à coup, au cours de l'injection, le malade perçoit un goût intense de Créosote dans l'arrière-gorge ; puis il éprouve une sensation d'angoisse et d'oppression analogue à celle de l'angor pectoris ; une sueur visqueuse apparaît ; il y a une dyspnée extrême qu'augmentent encore des quintes de toux subintrantes.

S'agit-il d'intolérance, comme celle que nous avons décrite ? Ici, les phénomènes : angoisse, oppression, toux quinteuse, malaise, ont un caractère de soudaineté qui en impose et qui ne rappelle plus l'apparition graduelle de l'intolérance qui s'installe. C'est qu'il s'agit d'un fait beaucoup plus grave, de l'introduction directe du médicament dans le courant sanguin par piqûre d'un vaisseau : si l'on arrête immédiatement l'injection, cet état en apparence si alarmant cesse presque aussitôt. Mais « on voit bien pourquoi, dit le D\[r\] Robert SIMON, les premiers symptômes observés alors, sont ceux de l'intolérance, et qu'il n'y a pas de différence entre l'effet par une trop forte dose absorbée peu à peu, et une dose minime introduite brusquement dans un vaisseau. » Ces accidents, dus à l'introduction de l'huile créosotée dans un vais

seau, peuvent aller jusqu'à la convulsion et iraient
probablement jusqu'à la mort rapide, si la soudaineté
même des phénomènes n'en indiquait la cause et du
même coup le remède.

*
* *

*L'intolérance se
produit à doses
variables.*

L'intolérance, c'est-à-dire la révolte de l'organisme
contre le médicament, se produit pour des doses
extrêmement variables.

« Nous avons vu, dit le Dr R. Simon, un tuberculeux fébricitant qui ne tolérait pas 5 grammes d'huile
créosotée au 1000e en injection, c'est-à-dire chez lequel 5 milligrammes de créosote produisaient des
effets appréciables (sueurs, urine noire, etc.)

De même, la créosote et le gaïacol déterminent à
des doses minimes, en général, si on les emploie en
frictions, des phénomènes d'intolérance, « dix gouttes
de créosote peuvent dans certains cas amener une
intolérance extrême, avec sueurs froides, malaise
inexprimable, chûte momentanée de la température. »

Inversement Burlureaux a cité des cas où la tolérance de l'organisme pour la Créosote atteignait
des doses fantastiques ; dans son service de détenus,
au Val-de-Grâce, les malades se piquaient d'émula-
tion pour absorber par la voie sous-cutanée ou en
lavements des doses croissantes d'huile au 15e. L'un
d'eux reçut un jour, après un entraînement méthodique qu'on dut réprimer, la dose prodigieuse de
410 grammes d'huile au 15e, soit 27 gr. 33 de créosote. »

La dose maniable de Créosote varie donc considérablement d'un sujet à un autre. Et cette inconstance dans la tolérance du médicament, non moins que dans ses effets, n'est pas le moindre grief qu'on puisse formuler contre la créosote. On ne peut vraiment poser à cet égard aucune règle générale, et la notion classique qui déclare qu'en moyenne les malades tolèrent 2 grammes de Créosote donnés soit en lavement, soit en injection sous-cutanée, n'a aucune valeur scientifique.

La dose maxima tolérée ne peut être précisée.

Les traités font ainsi varier la dose tolérable de 0,20 centigrammes à 2 grammes. BOUCHARD fixe la dose toxique à 15 grammes. Tous ces chiffres sont arbitraires — et le grand inconvénient du médicament est qu'on ne peut en poser un qui ne le soit pas.

Le mode d'administration étudié à un point de vue général dans ses rapports avec l'intolérance, déplace encore, pour chaque malade, ces limites de la tolérance. C'est ainsi, dit le docteur Robert SIMON, qu'à doses égales, « la Créosote administrée par voie rectale agit beaucoup moins puissamment que si elle est injectée sous la peau. Nous avons vu plusieurs malades tolérer 2, 3, 4 grammes de Créosote en lavements et ne pas tolérer la même dose en injection.

Telle dose maxima dépend aussi du mode d'administration

Contre toute atteinte, le médicament introduit par
voie cutanée provoque plus facilement l'intolérance
qu'il ne le fait en lavement ou en injection sous-
cutanée, et l'on ne saurait trop se méfier des badigeonnages créosotés chez les malades susceptibles
d'avoir de l'intolérance : un malade qui supportait
très bien 2 grammes de Créosote en lavement et
1 gr. 50 en injection, avait des sueurs profuses et un
malaise considérable si on lui badigeonnait une
épaule avec 20 gouttes de Créosote (o gr. 50).

*
* *

*Les causes de
l'intolérance
seraient dues à la
déchéance.*

Après avoir établi que ni l'idiosyncrasie, ni la
nature de la maladie, ni l'âge, ni le sexe, ni l'état des
organes excréteurs, ni l'état gastrique ne suffisent à
déterminer la production de l'intolérance, le docteur
Robert Simon, à la suite de son maître Burlureaux,
conclut que la cause de l'intolérance est dans la
déchéance de l'organisme, que « la Créosote n'est bien
tolérée à fortes doses que par des sujets offrant ce
que, faute de mieux, nous appellerons une bonne
résistance vitale ».

*
* *

*La créosote
comme élément
de pronostic.*

Il en tire des déductions sur la valeur pronostique
de l'intolérance :

1° Tout malade qui ne tolère pas la Créosote à
petite dose est presque irrémédiablement perdu ;

2° Tout malade qui tolère bien la Créosote, eût-il

les apparences les plus défavorables, eùt-il des lésions avancées, a des chances sérieuses d'amélioration surtout si la tolérance va crescendo ;

3° Si, au contraire, après avoir supporté de fortes doses, un malade vient à avoir de l'intolérance progressive (et non passagère), le pronostic s'assombrit, quand bien même ce malade conserverait un appétit suffisant, et n'aurait pas de fièvre, ne perdrait pas de son poids. »

*

Ces conclusions nous semblent au moins exagérées. Il n'existe pas qu'un traitement de la tuberculose. La créosote brute n'est peut-être pas même ce qu'on a trouvé de mieux contre elle. Et d'ailleurs, dire que c'est la valeur vitale, le coefficient de résistance personnelle au malade qui détermine et la tolérance du médicament et sa valeur pronostique, n'est-ce pas avouer un peu que la Créosote n'est bien tolérée que des malades qui sont peu atteints dans leurs éléments de résistance, et qu'elle ne guérit... que ceux qui se seraient peut-être guéris sans elle ?

La Créosote ne donne sa pleine action, ne devient efficace qu'à hautes doses ; les hautes doses ne sont tolérées que des malades résistants. Donc la Créosote ne profite qu'aux malades résistants. C'est là un syllogisme dont la conclusion s'impose puisque la majeure et la mineure sont reconnues fondées.

Mais peut-être existe-t-il, à côté de la Créosote, des dérivés d'elle, des produits succédanés de la Créosote qui sont mieux tolérés des malades sérieuse-

Conclusions.

ment atteints, qui permettent un emploi plus maniable, une posologie plus précise, des règles plus sûres de la médication créosotée — et qui, sans inconvénient, autorisent la méthode intensive. C'est ce qu'il nous reste à examiner

CHAPITRE VII

Le Gaïacol

Historique. — Composition chimique.— Préparation.

De toute l'étude qui précède et où nous nous sommes efforcé de montrer les avantages et les inconvénients de la Créosote, il résulte, en résumé, que les échecs de la Créosote reconnaissent les raisons suivantes :

1° La Créosote n'est pas un produit défini, simple, mais la combinaison de sous-produits auxquels elle emprunte inégalement ses propriétés physiologiques et sa valeur curative : les uns, parmi ces composants, peuvent être considérés comme actifs, les autres comme inutiles ou nuisibles.

Il n'y a pas, dans le commerce, deux Créosotes qui se ressemblent. Et bien que le Codex français, dans le but d'éviter cette extrême variabilité des créosotes, ait fixé entre 200 à 210° les températures auxquelles doit s'effectuer la distillation du goudron de hêtre,

la Créosote officinale n'a pas toujours la même teneur
en gaïacol, qu'on considère comme son principe actif
et l'élément qui mesure sa richesse. Ce qui le prouve,
e'est que si la Créosote était le composé constant
qu'une préparation même minutieusement conforme
à celle du Codex permettrait d'espérer, les Créosotes
devraient avoir la même densité. Or, nous avons
examiné rien qu'à ce point de vue un grand nombre
de Créosotes débitées par les pharmacies. Leur densité oscillait autour de 1270, mais n'était jamais
identique pour les divers échantillons examinés. Par
conséquent, il n'y a pas une Créosote, mais des
Créosotes.

2° La Créosote a une intense action corrosive
qui rend difficile la plupart des voies d'introduction
et des modes d'administration ordinaires des médicaments,

3° Son odeur pénétrante, sa saveur caustique sont
souvent insupportables aux malades qui s'en dégoû-
tent vite, et pour qui le traitement devient rebutant.

4° La Créosote n'a d'action que si on arrive à
l'administrer à hautes doses. La technique des injections, selon le procédé de BURLUREAUX, est à cet égard
de beaucoup la plus préférable. Mais combien en-
nuyeuse, elle est pour le malade ! Il ne s'y prête,
en général, que de mauvaise grâce et déclare renoncer
à des injections répétées qui sont longues et douloureuses. Il abandonne le traitement avant qu'il ait pu
en recueillir un bénéfice appréciable.

5° Nous avons assez traité la question de la tolérance et de l'intolérance, de la saturation de l'organisme par la Créosote, de ses indications et contre-indications pour n'avoir qu'à rappeler ici, au nombre des inconvénients de la Créosote, ses propriétés toxiques auxquelles certains malades sont si sensibles, les sueurs, vertiges, variations brusques de température, etc..., que de faibles doses provoquent quelquefois, le danger qu'il y a à l'employer dans les formes hémoptoïques, au cours des poussées congestives, ou lorsque les émonctoires n'assurent pas une élimination suffisante.

Burlureaux arrive à conclure que le pronostic du traitement est en raison directe de la tolérance présentée par le malade pour la Créosote, et que le malade la supporte d'autant mieux qu'il est plus résistant, que sa déchéance est moins profonde.

Tant vaut confesser, comme nous l'avons dit, que la Créosote n'est efficace que chez les malades qui le sont peu, qu'elle est dangereuse chez les phtisiques avancés et chez les cachectiques, et qu'en fin de compte, elle n'a jamais guéri que ceux qui, peut-être, se seraient guéris tout seuls.

Tels sont les principaux griefs que notre étude de la créosote nous autorise à formuler contre elle. D'autre part, il est incontestable que dans beaucoup de cas, la créosote s'est montrée sinon curative, au moins bienfaisante, qu'elle est la base d'une médica-

Résumé des principaux griefs.

tion active de la tuberculose, le type d'un mode de traitement, mais non son expression la meilleure ; et que le dernier mot de la médication créosotée n'est peut-être pas l'emploi de la créosote elle-même, mais de ses sous-produits ou de ses dérivés.

C'est dans cet esprit que les partisans de la médication créosotée ont récemment dirigé leurs recherches.

Parmi ces médicaments, de nature créosotée, mais que les praticiens ont cru pouvoir substituer à la créosote, nous rencontrons tout d'abord le Gaïacol.

Nous avons vu, au début de notre étude sur la créosote, que le Gaïacol est le principal élément de la créosote dans laquelle il se trouve en proportion de 25 pour 100. Nous savons aussi que cette proportion est variable et dépend du degré auquel s'accomplit la distillation du goudron.

A

Étude Chimique.

Le Gaïacol pur n'est connu que depuis mars 1893. Il a été découvert et préparé synthétiquement par MM. Behal et Choay, qui ont pu le présenter à l'Académie des Sciences à l'état cristallisé. On croyait, avant cette découverte, que le gaïacol était un liquide; or, c'est un solide quand il est pur, qui se présente sous forme de cristaux prismatiques, du système rhomboidique, incolores, fusibles à 28°5, en donnant un liquide qui reste en surfusion jusqu'à très basse température. Il bout à 205°. Il est soluble dans 60 fois son poids d'eau à 20° et dans 7 fois son poids de glycérine officinale.

Sa densité est de 1242. Le gaïacol est très soluble dans l'alcool et dans l'éther.

Avant qu'il fût obtenu par synthèse, « on croyait, dit M. BURLUREAUX, que ce prétendu liquide bouillait à 200 degrés : de là, le soin que mettaient les distillateurs de goudron de bois à recueillir tout ce qui passait à la distillation au voisinage de 200 degrés pour le livrer à la pharmacie sous l'étiquette de gaïacol. Or, le vrai glaïacol ne bout qu'à 205 degrés... Tous les médecins qui, jusqu'ici, ont cru employer le gaïacol n'ont employé qu'un produit mal défini ; nous-même l'avons essayé et n'avons pas obtenu de résultats sensiblement différents de ceux que nous donnait la créosote rectifiée. »

Il est juste d'ajouter que cette observation de BURLUREAUX remonte à 1894, très peu de temps après la découverte de la préparation synthétique de MM. BÉHAL et CHOAY, et que depuis cette époque, la préparation du gaïacol s'est fort améliorée.

*
* *

Avant la découverte de MM. BÉHAL et CHOAY, le gaïacol s'obtenait (et s'obtient souvent encore, proba-

Préparation du gaïacol.

blement) à l'aide d'un procédé indiqué par Hlosievitz :

On distille la Créosote de hêtre, en mettant de côté la portion qui passe de 195 à 205° ; puis on agite cette portion avec de l'ammoniaque moyennement concentrée ; on sèche le produit obtenu et on le redistille. La portion que l'on recueille est celle qui distille à 200 et 205° ; on la dissout dans l'éther, on y ajoute de la potasse en solution alcoolique concentrée. Il se produit un précipité qu'on lave à l'éther, puis que l'on fait cristalliser et que l'on décompose ensuite par l'acide chlorhydrique. Il ne reste plus alors qu'à rectifier et à sécher le produit ainsi obtenu.

***

Réactions chimiques du gaïacol.

Le Gaïacol donne les principales réactions suivantes :

Il réduit les sels d'or et d'argent. Avec l'acide azotique, il donne de l'acide oxalique. Avec le brome, on obtient des dérivés tribromés fusibles à 102°, après purification dans l'eau bouillante.

Fondu avec la potasse, il redonne la pyrocatéchine ; avec la poudre de zinc, il se forme de l'anisol. Chauffé à 140°, avec un mélange d'acide sulfurique et d'acide phtallique, il se forme un produit brun qui, insoluble dans l'eau, est peu soluble dans l'alcool et donne, par sublimation, l'alizarine.

Avec le chloroforme et la potasse, on arrive à la vanilline. C'est, d'ailleurs, le procédé synthétique de préparation de la vanilline.

Quelques gouttes d'ammoniaque ajoutées au

gaïacol, puis assez de perchlorure de fer pour que le précipité formé se redissolve, donnent avec la solution alcoolique une coloration verte, et rien avec la solution aqueuse. Avec l'acide phénique, le réactif précédent donne en solution alcoolique une coloration brune, et, en solution aqueuse, une coloration bleue.

La coloration verte, obtenue précédemment, passe au violet au bout de quelques instants, ou plus rapidement par le carbonate de soude.

L'emploi du gaïacol en thérapeutique est très récent. Il ne remonte guère qu'à une douzaine d'années.

Historique.

CHOAY, ayant fait l'analyse de la Créosote, et ayant trouvé que sa composition était extrêmement variable, que, d'autre part, la richesse et la valeur thérapeutique d'une Créosote était proportionnelle à sa teneur en gaïacol, conclut que le mieux serait de recourir exclusivement à l'emploi du gaïacol ou méthylpyrocatéchine, « qui lui est un corps chimiquement défini, qui constitue la majeure partie de la Créosote officinale, quitte à savoir si cliniquement, cette substance donnerait des résultats identiques ou meilleurs ».

Cette invite à l'étude clinique du gaïacol n'a pas tardé à être suivie.

Essais cliniques.

Sahli, de Berne, fit ses premiers essais en 1887;
il recommande le gaïacol à la place de la Créosote,
non seulement afin d'éviter l'inconstance des préparations créosotées, mais encore parce qu'il trouve
qu'à dose égale, le gaïacol agit mieux et plus vite contre
la toux et l'expectoration. La tolérance serait plus
grande, le goût et l'odeur plus agréables; enfin, les
malades ne s'en fatigueraient que rarement.

Marfari étudie l'action bactéricide du gaïacol et
trouve qu'une solution aqueuse à 1 ou 2 % tue au
bout de deux heures les bacilles tuberculeux et les
rend absolument inertes au point de vue de l'infection.

Le professeur Petresco, de Bucarest, rapporte
au Congrès de Berlin de 1890 des résultats analogues.

*
* *

Multiples applications thérapeutiques.

Alors, les essais cliniques se multiplient.

Frantzel, de Berlin; Bourget, de Genève; Labadie-Lagrave, de Paris, introduisent le gaïacol dans la
thérapeutique de la tuberculose pulmonaire.

Sahli ordonnait la potion suivante :

> Gaïacol pur....... 1 à 2 gr.
> Eau distillée..... 180 gr.
> Esprit de vin..... 20 gr.

En prendre, après chaque repas, une cuillerée à
bouche dans un demi verre d'eau.

Il publia le résultat de ses recherches dans le
Correspondentz-Blatt für Schweizer Aerzte du 15 oc-

tobre 1887 et concluait « que le gaïacol est très bien supporté par les malades et qu'il agit d'une façon tout aussi efficace et même mieux que la Créosote. Dans la plupart des phtisies au début, il diminue les crachats et la toux, augmente l'appétit, les forces et améliore l'état général. Les doses sont les mêmes que pour la Créosote ».

FRANTZEL, de Berlin, arrivait aux mêmes conclusions en prescrivant le gaïacol sous la forme suivante :

Gaïacol.....................	13 gr. 50
Teinture de gentiane.....	30 gr.
Alcool pur...............	250 gr.
Vin de Xérès............	700 gr.

Une cuillerée à bouche, trois fois par jour, dans de l'eau.

BOURGET, de Genève, n'hésite pas à gaïacoliser ses malades d'une façon intensive : il prescrit le gaïacol à l'intérieur sous forme de vin, par la voie rectale sous forme d'émulsion avec de l'huile d'amande douce, et même par voie d'absorption cutanée en frictions.

LABADIE-LAGRAVE le donne d'abord sous forme de solution huileuse, puis dans des capsules et en potions. Mais on reconnaît bientôt, comme pour la Créosote, la nécessité de donner le gaïacol à haute dose, et, pour en saturer l'organisme sans inconvénient pour les voies digestives ni pour les surfaces muqueuses, la nécessité des injections hypodermiques se pose.

En France, les docteurs Weill et S. Diamant-berger essaient ces injections sur des malades de l'Hôpital Rothschild, et font paraître, en 1890, dans la *Gazette des Hôpitaux*, les premiers résultats de ce traitement.

Pour 30 malades soumis aux injections d'une faible solution de gaïacol dans de l'huile de vaseline (2 %), ils comptaient plus de 2/3 notablement améliorés, et 1/3 d'états stationnaires. Depuis, modifiant leur technique, et employant pour leurs injections une solution à parties égales de gaïacol pur et d'huile d'amandes douces, ils ont pu donner le gaïacol à doses élevées, jusqu'à huit seringues de Pravaz, dans la journée, de la solution ci-dessus et ils ont communiqué au Congrès de 1893 pour l'étude de la tuberculose une statistique de 82 malades ainsi traités, comportant 62 améliorés dont 27 guéris.

Ces mêmes auteurs ont fait récemment au XIIIe Congrès International de Médecine en 1900 une nouvelle communication dont nous reproduirons le principal passage : « Depuis 1893, nous avons persisté dans nos recherches et nous avons introduit dans notre pratique plusieurs modifications, dont nos malades ont profité dans une très large mesure.

» Nous n'employons plus pour nos solutions le gaïacol liquide dit du commerce, qui n'est jamais pur et se trouve mélangé au crésylol et au phénol dans une proportion encore assez notable, ce qui lui donne sa causticité et son odeur pénétrante. Nous employons et nous prescrivons le gaïacol cristallisé, préparé synthétiquement, selon les méthodes indiquées par CHOAY et BÉAL, qui, les premiers, l'ont obtenu synthétiquement en 1893, en préparant d'abord la pyrocatéchine sodée en solution méthylique et en faisant agir sur elle en autoclave, à 120 ou 130°, de l'iodure en excès.

« Notre formule est donc la suivante :

Gaïacol cristallisé (synthétique)........ 10 gr.
Huile d'amandes douces stérilisée à 120°. 10 gr.
Chlorhydrate de cocaïne............. 0.20 cent.
F. s. a. pour injections hypodermiques.

« En injecter en moyenne une seringue de Pravaz par jour dans la région fessière, directement dans la profondeur des tissus et non pas seulement sous la peau.

« Nous avons décrit d'une façon très détaillée dans nos précédentes communications les effets physiologiques, les réactions plus ou moins marquées et les effets thérapeutiques bien connus de ces injections, dont l'efficacité s'affirme et s'accentue de plus en plus depuis que nous faisons usage du gaïacol cristallisé.

« Malgré la dose déjà élevée de notre solution, qui est à 50 o/o, nous avons pensé depuis quelques années qu'il importe beaucoup d'augmenter ces effets, afin d'arriver au plus tôt à la stérilisation prompte et

Gaïacolisation intensive.

complète des sécrétions broncho-pulmonaires, qui sont si directement influencées par le gaïacol, dont l'élimination principale se fait par les voies respiratoires.

Nous avons donc institué une gaïacolisation intensive de nos malades par l'introduction de ce médicament par toutes les voies disponibles :

a) Journellement un petit lavement d'un quart de verre de lait additionné de 40 à 50 gouttes de notre huile gaïacolée, précédé naturellement d'un grand lavement évacuateur d'eau boriquée à 3 o/o;

b) Badigeonnages sur toutes les parties de la cage thoracique à l'aide d'un pinceau imbibé de la même solution, sur une surface de 8 à 10 centimètres à la fois ; pratiquer ces badigeonnages tous les jours et alternativement sur une autre portion de la paroi thoracique.

c) Pilules au gaïacol et selon la formule qui suit:

Gaïacol synthétique.........	0.01	centigr.
Terpine cristallisée..........	0.02	—
Acide benzoïque............	0.03	—
Extrait de belladone	0.001	milligr.
Extrait de jusquiame........	id.	—
Pour une pilule ; faire 100 pilules semblables.		

« En prendre une toutes les trois ou quatre heures dans la journée seulement.

« Cette gaïacolisation intensive et journalière jointe au traitement hygiénique et diététique doit être continuée pendant plusieurs mois avec des interruptions de huit à dix jours toutes les trois semaines.

*
* *

« Les symptômes qui bénéficient le plus de cette médication sont par ordre d'importance : l'expectoration (quantité et fétidité), la toux, les hémoptysies, la fièvre, les sueurs nocturnes, la diarrhée et l'affaiblissement général. Nos observations, dont le nombre dépasse aujourd'hui le chiffre de 500, sont très instructives au point de vue des différents effets sur les symptômes que nous venons d'énumérer, car l'action du gaïacol, dans certains cas particuliers, a été surprenante de promptitude et d'efficacité. La gaïacolisation intensive nous semble indiquée dans toutes les formes de tuberculose pulmonaire, dans les bronchites chroniques à expectoration abondante et fétide, dans la grangrène pulmonaire, dans les tuberculoses intestinales, etc. Quand les ravages de la tuberculose ont franchi certaines limites et ont envahi l'état général ou des régions essentielles de l'organisme, il serait puéril d'attendre encore une action curative de la part d'un agent médicamenteux qui n'agit réellement et primitivement que sur une étendue déterminée de tissu ou de muqueuse de l'arbre respiratoire ; la déchéance organique étant généralisée, ne peut plus être entravée et toute médication devient forcément impuissante. Il en est de même tout naturellement du gaïacol dans ces cas désespérés.

« Nous avons évité de parler dans cette communication des suppositions théoriques en vertu desquelles le gaïacol agirait avec plus ou moins d'efficacité et d'une façon pour ainsi dire spécifique, sur les lésions tuberculeuses même, et nous avons seulement voulu dire combien un phtisique atteint à un degré quelconque est susceptible de s'améliorer réellement, voire même de se guérir sous l'influence du gaïacol donné par la voie sous-cutanée, rectale, épidermique et stomacale à la fois. »

⁎

Expériences de MM. Picot, Pignol, de Mahis et des médecins étrangers.

Entre temps, M. le professeur Picot, de Bordeaux, avait communiqué à l'Académie de Médecine le résultat de ses expériences faites dans son service de l'hôpital Saint-André, de Bordeaux, avec des injections hypodermiques d'huile gaïacolée, à laquelle il ajoutait une petite quantité d'iodoforme.

M. Pignol publiait bientôt le résultat des recherches similaires instituées dans le service du professeur Germain Sée, à l'Hôtel-Dieu.

Le Dr de Mahis, dans sa thèse inaugurale, rapporta, en 1891, les essais entrepris dans le service du Dr Ferrand de l'hôpital Laënnec avec les injections gaïacolées.

En Allemagne, Schœtilig, de Hambourg, et Pollyak, de Gorbersdorff, avaient déjà essayé d'injecter à leurs tuberculeux soit du gaïacol pur, soit en solution dans la vaseline liquide; mais leurs déclarations très enthousiastes n'avaient guère trouvé d'encouragements auprès de leurs compatriotes absorbés par la renommée qu'on avait faite à la lymphe de Koch.

Aujourd'hui enfin, la pratique des injections gaïa-colées s'est généralisée et l'on possède, pour apprécier sa valeur thérapeutique, la même base de comparaison et les mêmes documents cliniques que pour juger celle de la Créosote.

L'efficacité de la créosote est proportionnelle au gaïacol qu'elle contient.

En résumé, tous les auteurs admettent que la Créosote de hêtre doit son efficacité thérapeutique au Gaïacol qu'elle renferme. Aussi plus une Créosote est riche en Gaïacol plus elle est active et recherchée; mais malheureusement elles sont rares et de plus toutes les pharmacopées sont loin d'être d'accord sur la teneur en Gaïacol que doit avoir une Créosote; aussi les fabricants de Créosote en profitent-ils pour livrer au commerce des Créosotes plus ou moins riches en Gaïacol, quelques-unes même en sont presque totalement dépourvues.

Ce que nous venons de dire s'applique également aux Gaïacols commerciaux qui sont presque aussi nombreux et aussi variés que les divers échantillons de Créosote.

Les Gaïacols liquides retirés de la Créosote mériteraient mieux la dénomination de Créosote riche que celle de Gaïacol, car ces pseudo-Gaïacols contiennent souvent à peine 45 à 50 pour cent de Gaïacol pur dissous dans divers phénols.

Il n'y a donc que le Gaïacol cristallisé répondant à la formule $C^6H^4 < {}^{OH}_{OCH^3}$ qui soit le véritable corps à qui on puisse donner le nom de Gaïacol.

Ce gaïacol cristallisé, retiré de la Créosote, possède un parfum spécial, agréable, que ne présente pas le gaïacol synthétique.

Pendant longtemps, on croyait que le gaïacol se trouvait seulement dans les créosotes du hêtre. Il n'en est rien. On le trouve également dans les créosotes du chêne, de l'aulne, du bouleau, etc.

Le gaïacol cristallisé s'obtient aujourd'hui par deux méthodes : par synthèse et par extraction de la Créosote. Dans les deux cas, on le purifie par d'assez nombreuses opérations. A l'Exposition universelle de 1900 et dans la section française de la Chimie, on pouvait voir de volumineux cristaux de gaïacol retirés de la Créosote par MM. Lambiotte frères.

Les muqueuses badigeonnées avec des cristaux de ce Gaïacol ne montrent aucune trace de causticité; on peut donc l'employer même à l'intérieur sans risquer d'altérer les muqueuses digestives.

B

Action physiologique.

Le Gaïacol s'absorbe facilement par toutes les surfaces de revêtement, peau et muqueuses. La peau l'absorbe très rapidement; on le retrouve dans l'urine un quart d'heure après un badigeonnage; on n'y décèle d'abord que des traces, puis la proportion s'en accroît peu à peu pour atteindre son maximum, d'après MM. LINOSSIER et LANNOIS, de 2 ou 4 heures après la friction.

** * **

STOURBE a montré que la glycérine et l'huile d'amandes douces avaient une action retardante sur cette absorption et cette élimination.

Comme la Créosote, le Gaïacol s'élimine donc partiellement par les urines sous forme d'éther gaïacol-sulfurique. Mais, ainsi que l'avance MANQUAT, il est vraisemblable qu'il s'élimine aussi par les autres émonctoires. Les badigeonnages gaïacolés déterminent, par exemple, l'apparition du goût de gaïacol dans la bouche. Cependant GUINARD, qui en a fait

Absorption.
Élimination.

l'expérience sur lui-même, n'a rien perçu de semblable.

L'élimination par les urines est lente. Sciolla déclare qu'elle commence une heure environ après le badigeonnage et qu'elle est maxima au bout de cinq ou six heures.

Suivant Linossier et Lannois, elle serait à peu près complète en 24 heures. Et si l'on dose le gaïacol éliminé par la totalité des urines de 24 heures, on en trouve une proportion de 55 °/₀ par rapport à la quantité déposée sur la peau.

*
* *

Cette action est variable selon la qualité chimique du gaïacol. Quand il est absolument pur, la peau le tolère assez bien. Mais la plupart des gaïacols du commerce qui contiennent toujours une certaine proportion de phénols, déterminent un érythéme médicamenteux, caractérisé par du gonflement et de la douleur (Lépine), quelquefois accompagné de vésicules (Weil) ou de bulles (Lannois).

Lors donc qu'on voudra employer les frictions gaïacolées (pratique que nous déconseillons, d'ailleurs), il sera nécessaire d'être sûr de son produit. Il est des peaux très susceptibles qui tolèrent mal, du reste, un gaïacol même irréprochable.

*
* *

Effets sur la température

Le Gaïacol est un antithermique énergique : un badigeonnage cutané de 2 à 5 ou 10 centimètres cubes abaisse très fortement la température dans toutes les maladies pyrétiques (Sciolla).

Cette hypothermie a été constatée par Bard, Lépine, Lannois, Desplats, etc.

Bard a cité une observation où un seul badigeonnage avec deux grammes de gaïacol chez un fébricitant, très affaibli d'ailleurs, amena un véritable état de collapsus thermique (34°7), le coma et la mort en dix heures.

L'hypothermie commence à se manifester 15 minutes après le badigeonnage (Sciolla). Pour Bard, le maximum est atteint entre 2 et 7 heures.

Il est bon de noter que cette action hypothermisante n'est appréciable que chez les phymiques. Weil a remarqué qu'elle était nulle chez les sujets apyrétiques. Guinard n'a observé sur lui-même qu'un abaissement peu marqué.

* * *

Comment s'exerce cette action antithermique ?

On l'attribue généralement à l'action du gaïacol après absorption. Pour Guinard, elle s'exerce sur les centres de la thermogénèse par excitation des filets périphériques et par voie réflexe, sur les grandes fonctions. Pour Manquat, s'il est vraisemblable qu'il en soit ainsi au début du badigeonnage, il est certain d'autre part que peu à peu le gaïacol agit après absorption à la façon du phénol et qu'il exerce une action déprimante *directe* sur les centres de la température.

Enfin, nous avons dit que l'adjonction de glycérine ou d'huile d'amandes douces au gaïacol entravait son absorption. Ce qui le prouve encore, c'est que les effets hypothermisants sont nuls, si, au lieu d'employer le gaïacol pur, on l'incorpore, pour l'appliquer sur la peau, à l'une de ces deux substances.

A côté de cette action hypothermique, DESPLATS, FERRAND, BALZER, ANDRÉ ont noté une action analgésique in situ du Gaïacol déposé sur les téguments.

*
* *

*Action
sur les urines.*

Suivant DESPLATS, les applications locales de gaïacol sont diurétiques. La diurèse apparaît le troisième jour et atteint des proportions considérables, jusqu'à 4 et 5 litres. L'injection du produit amène aussi de la diurèse, mais moins accentuée que le badigeonnage.

Enfin, l'*intoxication gaïacolée* se manifeste par des symptômes, des lésions et des altérations organiques qui rappellent de tous points l'intoxication par la créosote. Nous avons décrit assez longuement cette dernière pour n'avoir pas besoin d'y revenir ici.

DEVOTO déclare que le gaïacol amène un appauvrissement du sang en alcalins. Par conséquent, il se comporterait vis-à-vis des humeurs et de la réaction générale de l'organisme comme un hyperacide, c'est-à-dire comme ces substances que nous avons citées, à notre chapitre des Modes d'action de la Créosote, comme augmentant l'acidité des tissus et des humeurs, et comme capables de substituer artificiellement un sol arthritique antituberculeux au sol tuberculeux normalement hypoacide. Par là serait expliquée en partie l'action favorable qu'on rapporte au gaïacol dans le traitement de la tuberculose pulmonaire.

D'ailleurs, tous les modes d'action, tous les mécanismes dynamogéniques que nous avons attribués à la créosote peuvent être invoqués également pour le gaïacol.

*
* *

Les voies d'introduction sont les mêmes que pour la créosote : ingestion, frictions, voie rectale, inhalations, injections hypodermiques, injections trachéales ont été tour à tour employées et peuvent l'être successivement, au cours d'une cure.

Mode d'administration et Posologie.

La posologie peut être résumée de la façon suivante :

1° *Usage interne :*

De 0,10 à 0,40 centigrammes de gaïacol par jour, en pilules de 0,25 centigr.

Lavement : X gouttes dans une émulsion de lait ou d'huile d'amandes douces.

Solution : 2 pour 100.

2° *Usage externe*

Gaïacol pur : 2 grammes au plus (encore avons-nous vu que dans un cas de BARD, cette dose avait provoqué un état de collapsus algide mortel).

Glycérine gaïacolée : beaucoup moins active, d'action souvent nulle.

Pommade gaïacolée : de 5 à 10 pour 30.

3° *Injections sous-cutanées*

Par solution dans l'huile d'olives ou d'amandes douces stérilisée ; 0,05 centigrammes de gaïacol par centimètre cube d'huile : 2 ou 3 centimètres cubes par jour.

C'est ce mode d'administration qu'on préfère de beaucoup aujourd'hui. C'est le plus sûr, le plus rapide et le mieux toléré. Nous l'avons étudié longuement pour la Créosote. C'est lui seul que nous aurons en vue dans l'étude clinique, que nous allons aborder maintenant, du gaïacol.

* *

Étude clinique du Gaïacol.

Nous avons dit dans quelle forme, à quelles doses peut se donner le gaïacol. Le mode d'introduction qu'on préfère généralement, et que nous recommandons, est la voie hypodermique. C'est elle que nous choisissons toujours et cela pour les raisons que nous avons longuement exposées lorsque nous avons traité le même sujet à propos de la Créosote. Ce sont celles, d'ailleurs, qui constituent les avantages généraux de la méthode hypodermique : facilité d'administration, rapidité d'action, inocuité pour les voies digestives.

Nous ne reviendrons pas non plus sur les précautions d'antisepsie et de technique dont il convient d'entourer les injections gaïacolées. Ce sont celles qui doivent présider à toute opération semblable : lavage de la région à l'eau savonneuse, puis à l'alcool ou à l'éther. Flambage de l'aiguille après stérilisation du corps de seringue à l'étuve ou dans l'ébullition prolongée.

Le lieu de la piqûre a peu d'importance : on le

choisit au gré du malade, en lui laissant le choix entre plusieurs régions, régions du flanc, rétroscapulaire, crurale ou mieux encore fessière. C'est là que l'injection se fait généralement le plus facilement et qu'elle est le moins douloureuse. D'ailleurs, non seulement on peut varier les endroits choisis pour les piqûres, de façon à ne pas piquer toujours à la même place ou à des points trop voisins, mais encore, comme pour la Créosote, on peut faire alterner les modes d'administration du médicament, pilules, solution ou vin, lavements, badigeonnages même, mais ces derniers avec beaucoup de mesure et à très petites doses (ne pas dépasser 2 gr. si on l'emploie pur).

*
* *

Quelle formule d'injection adopter ?

Ici, comme avec la Créosote, deux méthodes générales sont possibles :

Ou bien avoir recours à des solutions étendues ;

Ou bien avoir recours à des solutions concentrées. L'une et l'autre étant les analogues, toutes proportions gardées, des méthodes dites « de petites doses » et « de doses intensives » que nous avons décrites pour la Créosote.

Si l'on préfère, au moins au début du traitement, pour « tâter » son malade, les doses modérées, on pourra faire une solution de gaïacol dans l'huile d'olives stérilisée à raison de 0,05 Cgr. de gaïacol par centimètre cube d'huile, et donner de cette solution une ou deux seringues de Pravaz par jour.

Différentes
formules.

La formule de Picot, de Bordeaux, est la suivante :

Gaïacol....... 5 gr.
Iodoforme..... 1 gr.
H. d'olives stérilisée Q. S. pour 100 cent. cubes.

On voit que le professeur de Bordeaux associe l'Iodoforme au Gaïacol.

Weil et Diamantberger aiment mieux le gaïacol seul. « L'utilité de cette addition, disent-ils, nous paraît contestable. La diarrhée qu'on observe chez les malades traités par le gaïacol iodoformé semble bien être due à l'action de l'iodoforme ».

Pignol associe l'eucalyptol, le gaïacol et l'iodoforme, dans cette formule :

Eucalyptol.......... 0 gr. 14
Gaïacol........... .... 0 » 05
Iodoforme.......... 0 » 01
Huile d'olives stérilisée Q. S. pour un cent. cube.

Dose quotidienne : 3 à 12 centimètres cubes en injections sous-cutanées.

On voit que la dose moyenne (en se maintenant dans la méthode des faibles doses) est de 3 centimètres cubes par jour d'une solution de 5 pour 100, soit une dose quotidienne de 0.15 Cgr. de gaïacol pur.

Comme nous l'avons déjà dit, Weil et Diamantberger se sont fait les défenseurs de la seconde méthode, des doses intensives.

Nous avons déjà donné leur formule :

Gaïacol pur.................... ⎫
Huile d'amandes douces stérilisée ⎭ Parties égales.

« Chaque seringue de Pravaz, disent les auteurs
contient par conséquent 50 centigrammes de gaïacol
(notons, en passant, qu'il y a dans le calcul des auteurs
une légère erreur tenant à ce que la densité du gaïacol
n'est pas celle de l'eau distillée qu'ils semblent prendre pour base. La seringue de Pravaz ayant une
contenance de 1 centimètre cube et le centimètre
cube d'eau distillée pesant un gramme, il n'est pas
exact de dire qu'une solution de deux substances à parties égales contient par centimètre cube ou par seringue, 50 centigrammes de l'une de ces substances, que
si la densité de la solution est celle même de l'eau
distillée, c'est-à-dire représentée par 1; mais l'huile
gaïacolée n'ayant pas sans doute une densité égale à
l'unité, on ne peut dire que la seringue de Pravaz
contienne exactement 50 centigrammes de gaïacol
pur. L'erreur doit être peu sensible. Il était bon pour-
tant d'en signaler le principe).

« ... Cette dose de 50 centigrammes, poursuivent
les auteurs, est, croyons-nous, suffisante pour agir
antiseptiquement pendant un certain nombre d'heures
sur la toxicité des humeurs infectées par la pullulation des bacilles de Koch.

« Dans les cas de tuberculose au début, il ne faut
même commencer que par un quart de seringue et

augmenter graduellement la quantité à injecter ; par contre, dans les cas avancés où les sécrétions sont abondantes, où les cavernes et cavernules sont remplies de produits de désagrégation contenant des micro-organismes nombreux et probablement aussi des substances toxiques pathogènes, il faut user largement des injections et donner, suivant les cas, deux, trois, quatre et même huit seringues dans la journée. »

* * *

La méthode intensive est dangereuse

Huit seringues, qui, en comptant comme MM. WEIL et DIAMANTBERGER, feraient 4 grammes de gaïacol pur !

La dose nous paraît excessive et dangereuse, même en tenant compte de la tolérance acquise par l'accoutumance et l'entraînement. Si l'on cherche ce qu'elle représente de créosote correspondante, on arrivera à la même remarque. En effet, d'après MM. BÉHAL et CHOAY, la créosote de hêtre (qui distille entre 200 et 210°, de densité 1085 à 15°) contient 25 o/o de gaïacol pur, soit 1/4. Or, 1 gramme de gaïacol représentant 4 grammes de créosote, 4 grammes de gaïacol équivaudraient à 16 grammes de Créosote. C'est beaucoup !

Pratique personnelle.

En tout cas, nous avons appliqué, en partie, cette méthode à quelques tuberculeux auxquels nous avons injecté de o gr. 5o à 2 grammes. Nous avons dû rapidement, en moins de vingt jours, suspendre le traitement, qui provoquait des accidents toxiques très nets.

Dès que l'injection est terminée, le malade éprouve au point de la piqûre et tout autour une certaine cuisson, qui correspond au passage du médicament à travers les capillaires sous-cutanés.

Weill et Diamantberger notent qu'un instant après, certains malades, et surtout ceux dont les lésions tuberculeuses sont nombreuses et disséminées, ressentent des picotements très forts au niveau de la région sternale, au cou et tout autour du menton, quelquefois jusque sur le cuir chevelu, sur le front et autour des oreilles.

Ces picotements durent de 3o à 6o secondes ; ils sont très désagréables et donnent au malade un sentiment d'angoisse qui disparait cependant bientôt.

Comme pour la Créosote, la majorité des malades ressentent, au moment même de l'injection ou immédiatement après, une saveur très vive de gaïacol dans la bouche. Ce goût, qui n'a rien, d'ailleurs, d'absolument insupportable, ne dure, en général, que quelques minutes ; s'il persiste au-delà d'une demiheure ou d'une heure, ce signe est encore, ainsi qu'il en était pour la Créosote, l'indice d'une intolérance prochaine, soit que le malade présente pour la médication une intolérance absolue ou relative, soit que,

à la suite d'un traitement intensif et prolongé, insuffisamment coupé de périodes de repos, on ait atteint
chez lui l'état de saturation.

, Un autre signe de l'intolérance prochaine est
l'apparition de sueurs profuses autour du thorax et
du cou, non pas les sueurs pathologiques qui font
partie du cortège normal de la symptomologie morbide, mais les sueurs provoquées par l'injection
même, succédant à la piqûre, et durant parfois deux
ou trois heures. Il s'agit alors d'une véritable crise
sudorale qui peut disparaître, soit en laissant une
sensation de bien-être et en prédisposant le sujet au
sommeil, soit par des frissonnements très violents
avec claquements de dents et abattement consécutif.

L'apparition de ces sueurs, même provoquées,
comporte un pronostic assez fâcheux. Elles montrent
que le malade supporte mal le traitement, et comme
l'interprétation des faits cliniques ne diffère pas, qu'il
s'agisse de la Créosote ou du gaïacol son principe
actif, on est forcé d'attribuer à ce symptôme la même
signification que Burlureaux, lorsqu'il est provoqué
par la Créosote ; il donnerait l'étiage de résistance de
l'individu, et serait comme le baromètre de sa réaction
personnelle ; le malade se défend d'autant mieux, ses
lésions sont d'autant moins avancées et il fait d'autant plus facilement les frais de sa maladie qu'il
supporte mieux la médication. Tout malade, qui ne
supporte pas le traitement, supporterait plus mal
encore sa maladie : il y faudrait voir l'indice d'une
déchéance prochaine.

Nous avons fait observer déjà que si cette observation contenait une grande part de vérité, elle était cependant certainement exagérée, et que certains malades, qui montrent une intolérance presque absolue toute idiosyncrasique, inexplicable et sans rapport avec l'étendue de leurs lésions, s'accommodent beaucoup mieux d'une médication différente. Il n'est pas qu'une médication de la tuberculose, et là où la Créosote échoue piteusement, autre chose, la simple cure hygiéno-diététique peut donner d'excellents résultats. Il faut donc se garder de condamner un malade sur le fait seul de son intolérance vis-à-vis de la Créosote ou du gaïacol.

Le Gaïacol n'est par une indication de pronostic.

Au dire de ses partisans, Sahli, Labadie-Lagrave, Frantzel, Bourget, Weill et Diamantberger, Picot, Pignol, etc., le gaïacol, en outre des propriétés mêmes de la Créosote, en outre de la fixité de sa composition, aurait les effets suivants.

Avantages du Gaïacol sur la Créosote.

Il serait mieux supporté du tube digestif, et tandis que la Créosote abolit parfois l'appétit, le gaïacol le relèverait d'une manière sensible. Les quintes de toux diminuent, surtout la nuit, l'expectoration est plus facile ; elle se modifie, devient plus fluide, perd son aspect purulent, devient muco-purulente ou purement muqueuse. La fièvre hectique diminue, non par le fait d'une action antithermique du médicament, mais comme conséquence de l'amélioration des lésions. La nutrition se relève, le poids du corps augmente, les sueurs nocturnes sont entravées. Le pouls et la respiration diminuent de fréquence. En même temps que les signes locaux s'amendent, le nombre des bacilles diminue dans les crachats; les plus enthousiastes vont jusqu'à dire qu'ils disparaissent.

*
* *

M. Main préfère la Créosote pure au Gaïacol.

Tel est, en raccourci, le tableau des avantages du gaïacol d'après ses partisans résolus. Quelques-uns sont moins admiratifs. D'autres lui sont franchement opposés.

MAIN, comparant la valeur de la Créosote et de ses éléments, conclut :

1º La Créosote est, en réalité, moins toxique que le gaïacol ;

2º Son action sur les produits tuberculeux paraît plus importante ;

3º Son pouvoir antiseptique est aussi grand que celui du gaïacol. Si l'on ajoute que, cliniquement, les résultats fournis par la Créosote sont au moins égaux à ceux que donne le gaïacol, on reconnaîtra qu'il est inutile de substituer le gaïacol à la Créosote.

*
* *

Conclusions

Quant à l'avantage qu'aurait le gaïacol sur la Créosote de représenter cette dernière à un degré de concentration quatre fois supérieur, il nous paraît plus apparent que réel. C'est qu'en effet, dans la Créosote, le gaïacol ne constitue pas à lui seul la partie active ; les autres composants ont aussi un rôle curatif, comme on l'a déjà constaté pour le créosol.

En tout cas, le gaïacol offre les mêmes inconvénients que la Créosote. C'est un médicament qui, malgré la fixité de sa composition (qui n'est pas absolue, cependant), est inconstant dans ses effets, toxique, dangereux, et d'un maniement difficile.

Il ne réalise pas, à beaucoup près, les desiderata que nous avons exprimés pour la médication créosotée.

Voyons donc maintenant, par l'étude des polyéthers de la Créosote, si ces conditions sont enfin satisfaites.

DEUXIÈME PARTIE

———

LES

POLYÉTHERS DE LA CRÉOSOTE

———

GÉNÉRALITÉS SUR LES POLYÉTHERS DE LA CRÉOSOTE

Au cours de cette étude, nous sommes revenu, à maintes reprises déjà, sur cette idée que la Créosote n'est pas un produit constant, fixe dans sa composition, univoque dans ses effets, sûr dans son action, chimiquement défini — et qu'elle est un composé, en proportions variables selon la façon dont on a conduit la distillation du goudron de hêtre et aussi selon l'essence d'arbre employée, de produits élémentaires.

D'après Béhal et Choay (Société de Pharmacie de Paris, 2 mai 1894) la composition en chiffres ronds de la Créosote de hêtre, distillant entre 200 et 210°, de densité 1085 à 15°, peut être représentée par :

1° Monophénols.......... 40 °/o

(Phénol ordinaire, ortho, méta et paracrésylol, ortho-ethylphénol, métoxylénol 1, 3, 4; métaxylénol 1, 3, 5);

2° *Diphénols*

Gaïacol...................   25 %
Créosol et Homocréosol..   35 %

Si l'on fait agir sur ces principes variés des éthers acides, on obtient des dérivés créosotés qui ont ainsi l'avantage sur les produits similaires du gaïacol, de renfermer nombre de principes dont chacun a ses propriétés particulières en phtisiothérapie.

Le Docteur Camille LOROT, qui a consacré à ces « Combinaisons de la Créosote » sa thèse inaugurale, écrit : « ...On peut comparer les éthers de la Créosote à un mélange d'essences antiseptiques dont chacune a sa valeur propre, déterminée.

« C'est ce qui nous a engagé à employer la Créosote de préférence au Gaïacol, bien que ce dernier soit un composé défini et le principe dominant de la Créosote ; car on n'obtient en somme par l'emploi du Gaïacol, qu'une partie des effets obtenus avec la Créosote, bien que la thèse contraire ait été soutenue.

« ...Tous ces dérivés de la Créosote, malgré leurs noms suggestifs (carbonates, phosphates, etc.) ne sont pas des sels, ni des éthers à proprement parler. C'est un mélange de combinaisons. Je m'explique : Le carbonate de Créosote est un mélange d'éthers carboniques de la Créosote, chacun de ces éthers, pris à part, est une combinaison. C'est un éther multiple pour ainsi dire, un polyéther.

« Comme, en chimie organique, sel ou éther ont la même signification, on peut dire indifféremment, l'usage autorisant le terme éther, sels ou éthers de la Créosote. On peut même, par extension et pour la facilité du langage, appeler sels toutes les combinaisons de la Créosote. En effet, la définition des sels par Berzélius, s'applique à ce qu'on nomme des sels doubles, comme l'alun. Pourquoi, si l'on admet cette définition, ne pas admettre des sels multiples, des éthers multiples ou « polysels, polyéthers » ? pourquoi, à côté du système dualistique qui a rendu d'immenses services à la Chimie, ne pas admettre un système pour ainsi dire pluralistique ?

« En outre, plusieurs sels sont connus sous des noms différents qui ne sont pas corrélatifs à leur composition chimique. Ne dit-on pas : sels d'Alembroth, de Descroisilles, de Guindre, sel gris, sels d'absinthe, d'armoise, sel de Seignette, sel de vinaigre ?

« Les sels ou combinaisons de Créosote se divisent naturellement en deux genres : les combinaisons liquides et les combinaisons solides.

« Les combinaisons solides se divisent en deux classes, suivant qu'elles sont solubles dans l'eau, exemple : tannate ; ou insolubles dans l'eau, exemple : créosoforme.

* *

« D'après cela, il est permis de résumer dans le tableau suivant les combinaisons de la Créosote :

Tableau synoptique des sels créosotés.

COMBINAISONS OU SELS

Liquides

Carbonate, phosphate et tannophosphate, phosphite, valérianate, succinate, camphorate, oléate ;

Solides

Solubles : Tannate, phosphotannate ;

Insolubles : Créosoforme et tanno-créosoforme.

Il existe, en outre, toute une série de combinaisons non encore expérimentées : benzoate, cinnamate, salicylate... On peut les multiplier à l'infini...»

C'est cette classification que nous adopterons pour l'étude des polyéthers de la Créosote, que nous allons commencer par le carbonate de Créosote.

CHAPITRE I

Carbonate de Créosote.

Le carbonate de Créosote a été obtenu par Sieffert
dans les laboratoires de Von Heyden, à Rœdbeul, en
1891, en fixant l'acide carbonique sur la Créosote de
hêtre. C'est le premier en date des sels de Créosote :
il fut introduit dans la thérapeutique française par
Chaumier.

La Créosote étant un mélange, il en résulte que
son carbonate est un mélange d'éthers carboniques,
du gaïacol, des crésols, du créosol, etc.

*
* *

Le carbonate de Créosote est un liquide sirupeux,
incolore étant pur, et quelquefois coloré en jaune par
une impureté résultant de sa préparation et dont on
se débarrasse en le distillant dans le vide. Quel.
quefois même, le liquide est trop visqueux pour
qu'on puisse s'en servir sans l'avoir fait préalablement chauffer au bain-marie. Il est presque inodore
et ne rappelle nullement à l'odorat sa nature créosotée.

Il n'a qu'un léger goût de goudron, et la saveur
n'en persiste pas dans la bouche.

Le carbonate de Créosote est soluble dans l'alcool, dans le sulfure de carbone, dans le chloroforme, dans le benzol et dans l'éther. Il est insoluble dans l'eau. Il brunit quand on le chauffe.

En mélangeant cinq gouttes de carbonate de Créosote à cinq gouttes d'acide sulfurique, on obtient une coloration orangée.

Il est plus lourd que l'eau; sa densité à 15° égale 1165.

Par le refroidissement, il laisse déposer au fond du vase des cristaux de carbonate de gaïacol qui disparaissent quand on le chauffe au bain-marie ou quand on l'additionne de 10 % d'alcool absolu.

Le carbonate de Créosote contient 92 % de Créosote et 8 % d'acide carbonique. Chaque gramme du produit, administré à un malade, équivaut donc à 0 gr. 92 de Créosote.

Action physiologique. Le carbonate de Créosote est facilement absorbable par les membranes muqueuses, absorbable également par le tissu cellulaire sous-cutané.

Le suc gastrique n'a sur lui que peu d'action, il ne le dissout pas ; aussi le médicament traverse-t-il la poche gastrique sans modifications appréciables et arrive dans l'intestin où il se dédouble, au contact du suc intestinal et des ferments digestifs, en Créosote et acide carbonique. Mais ce dédoublement s'opère lentement, ce qui permet à la Créosote libre d'imprégner toute la surface de la muqueuse intestinale au fur et à mesure de sa formation. La quantité en un point donné de cette muqueuse de Créosote mise en liberté est tellement minime qu'il ne peut se produire aucune irritation.

Voilà pour son absorption.

Son élimination a lieu en majeure partie par l'urine ; celle-ci devient généralement noire, ou ne se teinte que plus ou moins en brun. Chez quelques malades, sa couleur reste normale, ce qui ne veut pas dire que l'élimination urinaire soit entravée.

Mais l'urine n'est pas la seule voie d'élimination du carbonate de créosote. La voie pulmonaire est aussi suivie par le médicament et ce qui le prouve, c'est que l'air expiré par le malade répand une odeur très accentuée de Créosote. C'est même l'un des désagréments du traitement par le créosotal.

Enfin, comme le médicament n'est pas absorbé en entier par la surface intestinale, une partie passe dans les fèces auxquelles le carbonate de créosote communique son odeur, jouant ainsi vis-à-vis d'elles le rôle d'un désinfectant.

* *

Nous voyons donc que, grâce au dédoublement dans l'intestin du créosotal, son absorption comme son élimination par l'urine sous forme de sel sulfo-conjugué rappellent les propriétés physiologiques de la Créosote.

Propriétés antiseptiques du Carbonate de Créosote.

Par suite de ce dédoublement, le carbonate de Créosote a les mêmes propriétés antiseptiques que la créosote. Rappelons que le pouvoir antiseptique de la Créosote est mesuré par les équivalents suivants :

o gr. 8 pour le bacille d'Eberth, le staphylococcus
aureus et le Diplo-bacille de FRIEDLANDER; 1 gramme
dans la bactéridie charbonneuse; o gr. 80 pour 1000
pour bacille de KOCH dans un bouillon peptonisé
et glycériné; o gr. 5o pour 1000 suffisent dans le
sérum gélatinisé de KOCH; o gr. o62 retardent déjà
beaucoup la culture.

⁎

Cet agent n'est pas toxique.

Ce qui fait vraiment la supériorité du carbonate
de créosote sur la Créosote simple, c'est qu'il n'est
pas toxique.

HOLSCHER et SEIFERT expérimentant sur un jeune
chien de 2 kilogs 1/2, lui ont fait absorber 100 gr. de
carbonate de créosote en trois jours. Ils ont ensuite
répété des expériences analogues sur le lapin en lui
injectant des doses croissantes du produit pendant des
semaines; — et à aucun moment ces animaux ne
parurent incommodés.

LOROT a pu injecter à plusieurs reprises 5 grammes
de carbonate en une séance chez des cobayes, sans
produire plus de réaction. GABORIAU prétend qu'on
peut atteindre chez les malades les doses énormes de
20 et de 25 grammes par jour, impunément. Les
hautes doses sont admirablement supportées et le
malade n'accuse aucun signe d'intolérance.

⁎

Son action sur la nutrition générale se traduit par une élévation de la courbe de l'urée, très notable chez les tuberculeux. Deux interprétations sont possibles vis-à-vis de ce résultat. Ou bien, il s'agit d'une influence directe du carbonate de créosote sur la transformation des matières azotées — ou bien, ce qui est plus vraisemblable, cette augmentation du taux de l'urée traduit surtout l'influence générale heureuse du médicament sur la nutrition, influence qui se manifeste d'ailleurs par le retour de l'appétit et des forces.

Les doses ordinaires n'ont pas d'action sur le système nerveux. Mais à très haute dose, ou à dose moyenne longtemps continuée, il peut déterminer un certain degré de prostration. C'est ainsi qu'un malade du Professeur William Gottheil, de New-York, dont Gaboriau rapporte l'observation dans la thèse inaugurale, ne trouvait de meilleur moyen de calmer sa toux nocturne et de bien dormir que de prendre du carbonate de créosote le soir. Aucun observateur n'a noté au cours de la médication créosotalée les accidents de pseudo-méningite qui signalent parfois, ainsi que l'a montré Burlureaux, le traitement créosoté, au moment où l'on atteint la zône de l'intolérance.

Son action sur la nutrition et le système nerveux.

A

Étude clinique.

Le carbonate de créosote n'a été longtemps qu'un produit de laboratoire, dont on ne pensait pas à rechercher les propriétés thérapeutiques. C'est ainsi que le Docteur Heyden répondit un jour au Docteur Chaumier, de Tours : « Le carbonate de créosote est une curiosité de laboratoire ; il ne peut être d'aucune utilité en médecine ; nous en avons fait, c'est vrai ; mais nous n'en avons pas et ne pouvons pas vous en procurer. »

C'est à la suite des expériences de Seifert et Holscher que le Docteur Chaumier l'introduit dans la thérapeutique française. De nombreux praticiens l'ont, depuis, expérimenté : Triaire, Ledouble, Albert Robin et Laffond, S. Reinert, Burghart, Gottheil, Fischer, Casaretti, Boyer, E. Cassoute....

*
* *

Le Carbonate de Créosote ne renferme qu'un acide faible.

C'est certainement aujourd'hui le plus connu des éthers de la Créosote ; ce qui ne veut pas dire que nous le considérions, pour notre part, comme le plus efficace. Il ne concourt qu'insuffisamment à l'hyperacidification de l'organisme, qui est, — nous l'avons dit, — l'un des modes de défense contre l'invasion bacillaire, et qui constitue le fond de la thérapeutique anti-tuberculeuse, celle-ci consistant à substituer un sol artificiel hyperacide au sol tuberculeux naturellement hypoacide. Or, l'acide carbonique du carbonate de créosote n'est qu'un acide faible qui ne concourt que très peu à cette action. Tandis qu'elle est réalisée au maximum par l'acide phosphorique, acide fort qui de plus est un acide organique, faisant partie intégrante des tissus, et qui assure au phosphate de créosote ou au tanno-phosphate une supériorité marquée dans la série des polyéthers de la Créosote. Nous reviendrons, d'ailleurs, sur ce point important en étudiant les polyéthers phosphorés de la Créosote.

✴ ✴

Si *in vitro* nous avons pu, en raisonnant par analogie, conférer au carbonate de Créosote les mêmes propriétés antiseptiques qu'à la Créosote, il faut bien reconnaître qu'*in vivo*, son action spécifique sur le bacille de Koch n'est que plus marquée. Ce n'est donc, comme le dit Lorot, qu'un médicament symptômatique. Il semble agir sur les toxines, beaucoup plus que sur l'agent animé lui-même. Sous son influence, on observe une augmentation notable du poids ; l'appétit est stimulé ; la nutrition devient plus active ; les forces reviennent. Il en résulte une amélioration des symptômes généraux : l'expectoration diminue et devient plus fluide et moins purulente. La toux cesse. Les signes sthétoscopiques s'améliorent. L'amélioration physique semblant marcher de pair avec l'amélioration fonctionnelle.

Enfin, l'injection ne présente aucun danger d'infec-

Le Carbonate
de Créosote agit
sur les toxines.

tion. Le carbonate de Créosote étant un antiseptique.

Seifert et Holscher préfèrent le carbonate de créosote à la Créosote et au gaïacol parce que c'est un composé inodore, insipide et qui n'a aucune action caustique sur les muqueuses.

Chaumier, qui en fit le premier une étude clinique méthodique, conteste son action antibacillaire immédiate et que le carbonate de créosote agisse à la façon d'un spécifique antituberculeux. Mais en combattant les symptômes de dénutrition et les principales manifestations de l'influence toxique du bacille, il met le terrain en état de repousser ses atteintes. Il note tout d'abord l'augmentation de poids, le retour de l'appétit qui peut aller parfois jusqu'à une véritable boulimie. Il modifie la secrétion bronchique, la fluidifie, lui enlève peu à peu ses caractères d'expectoration purulente, diminue la toux et enfin, retentit, par cette chaîne d'actions indirectes, sur les lésions pulmonaires et la pullulation microbienne.

*
* *

Pour notre part, nous avons maintes fois observé ces effets principaux du carbonate de créosote. Il n'a pas sur l'appétit l'action aussi variable et capricieuse que la Créosote — le relevant chez les uns, l'entravant chez d'autres — ou même, chez le même malade, le provoquant ou le diminuant tour à tour. Le carbonate de créosote ne diminue jamais l'appétit; il l'augmente, au contraire, dans une proportion marquée. Et c'est en influençant avec autant d'intensité la première des fonctions de la nutrition, qu'il améliore d'abord les signes fonctionnels et ensuite l'état général.

*
* *

Le professeur Crisaffulli, de Rome, résume, par cette formule, les résultats du traitement créosotalé dans la phtisie.

Opinions diverses.

Toux —; appétit +; poids +; forces +. C'est dire qu'il en est un fervent partisan.

Fischer le recommande surtout chez les enfants tuberculeux, en raison de la facilité qu'il donne pour une médication intensive, à l'abri des effets toxiques ou nocifs sur les voies digestives. Il diminue même la diarrhée. Il serait même, selon Lopo de Carvalho, un antidyspeptique excellent.

Pour E. Cassoute, de Marseille, le carbonate de créosote doit son efficacité dans la tuberculose à ses propriétés antiseptiques qui s'exercent non pas sur le microbe de Koch, lequel échappe à son action — mais sur les microbes associés (streptocoques, pneupocoques, tétragènes) qui sont presque toujours, dans les formes graves, les agents les plus actifs de la fonte tuberculeuse et des troubles fonctionnels de l'hecticité. Son effet sur la fièvre des tuberculeux est, selon lui, merveilleux. Il produit un abaissement thermique plus marqué qu'aucun des spécifiques vantés comme antifébricitants; mais, si on le supprime trop tôt, la température remonte et les signes sthéthoscopiques disparaissent rapidement... Et les résultats sont d'autant plus encourageants que l'injection est plus légère et plus récente; il abrège la durée totale de la maladie. Le carbonate de créosote agit plus sur l'infection que

sur la lésion; aussi les signes d'auscultation persistent
après la chute thermique.

*
* *

Mode d'action
du Carbonate
de Créosote.

Sur cette question, les avis sont très partagés, on
est à peu près d'accord toutefois pour nier son action
antiseptique spécifique, le bacille étant trop difficilement accessible au centre des lésions, isolé de la circulation par l'oblitération vasculaire qui se produit
autour des follicules tuberculeux.

On pourrait soutenir, comme BURLUREAUX le fit de
la Créosote, que le carbonate de créosote suscite les
énergies et les défenses naturelles de l'organisme,
qu'il agit comme dynamogénique.

HOELSCHER et SEIFERT déclarent qu'il centralise les
toxalbumines fabriquées par les bacilles. Selon FERNET,
il a des propriétés sclérogènes; enfin selon MANQUAT,
il agit à titre d'anticatarrhal et à titre d'antiseptique à
l'égard des microbes qui pullulent, soit à la surface
des cavernes, soit dans les exsudats qui résultent de
la bronchite concomitante.

*
* *

Opinion
vraisemblable.

De toutes ces explications, la plus vraisemblable
est sans doute celle qui fait du carbonate un médicament dynamogénique; et cette action, pour mysté-
rieuse qu'elle soit encore, s'expliquerait assez bien si
nous l'interprétons en la lumière des connaissances
que nous avons acquises récemment, et déjà rappelées
à propos de l'hyper et de l'hypo-acidité humorale,

celle-ci constituant un sol tuberculisable, favorable à la pullulation bacillaire, celle-là réalisant une sorte d'antagonisme artificiel à la manifestation microbienne et créant un sol arthritique, non récepteur pour l'infection bacillaire.

B

Applications diverses du carbonate de Créosote.

Notons pour en finir et être complet avec les applications thérapeutiques du carbonate de créosote qu'on l'a employé, sans d'ailleurs beaucoup de succès (thèse de GABORIAU) contre la laryngite tuberculeuse; — avec plus d'avantage dans la bronchite chronique et dans les affections catarrhales de l'arbre aérien — comme antiseptique intestinal; à ce propos, GABORIAU fait judicieusement observer que par son lent dédoublement au contact des sens intestinaux, il répand de la Créosote à l'état naissant dans toute la longueur de l'intestin. Son emploi est donc tout indiqué dans la dysenterie et les diverses diarrhées.

Dans la blennorrhagie, le carbonate de créosote réalise l'antisepsie des voies urinaires et CHAUMIER, de Tours, a vu dans la Cystite d'origine gonococcique, deux fois l'incontinence d'urine disparaître par l'emploi du carbonate de créosote.

Enfin, en gynécologie, et pour le pansement des plaies tuberculeuses ou des plaies septiques quelconques, on pourra employer des tampons ou des pansemements imprégnés de carbonate de créosote.

C

Modes d'administration et doses.

Le carbonate de créosote peut s'administrer par toutes les voies ordinaires. Comme il est visqueux à la température ordinaire, on peut le chauffer au bain-marie ou encore l'additionner de 10 o/o d'alcool absolu pour le rendre fluide.

***

Voie buccale.   L'administration par voie buccale peut se faire elle-même sous différentes formes :

Comme le produit n'est pas caustique, qu'il n'est pas modifié par le suc gastrique et traverse l'estomac sans provoquer aucune réaction de sa muqueuse, GABORIAU estime que l'ingestion buccale est le meilleur procédé d'administration. Il conseille surtout de l'employer pur.

Chez l'adulte, on donne une cuillerée à café matin et soir ; puis, augmentant très légèrement et progressivement la dose, on peut arriver à quatre cuillerées à café par jour, dose qui peut être considérée comme maxima et toujours suffisante,

Chez l'enfant au-dessus de dix ans, deux cuillerées à café par jour constituent un maximum.

CHAUMIER expérimentant le carbonate chez une trentaine d'enfants atteints de bronchite simple s'est arrêté aux doses suffisantes :

2 mois de 0 gr. 65 à 1 gr.
3 mois de 1 gr.   à 1 gr. 90
5 mois de 1 gr. 25 à 2 gr. 50
de 6 à 9 mois même dose.
Jusqu'à 1 an, 2 gr. 50 sont un maximum;
18 mois de 1 gr. 50 à 3 gr. 75.
2 ans 1/2 de 5 à 6 gr.
De 4 à 8 ans, 5, 6, 8 ou 10 gr.

Les doses optimum paraissent être les suivantes :

2 mois.....   1 gr.
3 mois.....   1 gr. 50
5 mois.....   2 gr.
Un an......   2 gr. 50 à 3 gr.
Deux ans...   4 gr.

CASSOUTE préfère cependant des doses moitié moindres ; le meilleur moment pour prendre le médicament est au début des repas. La dose moyenne pour l'adulte est de 6 gr. mais on peut même sans danger atteindre 10, 15 et même 20 grammes.

S. GOTTHEIL prescrit 10 grammes par jour;

E. CASSOUTE donne de 10 à 20 gr. chez l'adulte,

en 4 fois dans les 24 heures, dans une tasse de lait
ou une potion gommeuse.

Si, en effet, la saveur huileuse du médicament
gêne le malade, on peut le lui faire prendre dans de la
confiture ou même en cachets, l'aromatiser avec
l'essence de cannelle ou d'eucalyptus, ou mieux avec
les essences de fruits. On peut y incorporer du phosphate de soude, de potasse, du biphosphate de chaux.

Enfin, la capsulation facilite encore l'ingestion du
carbonate de créosote; on se sert de capsules gélatineuses, dosées à o gr. 5o de carbonate de créosote
dont l'enrobage dissimule complètement l'odeur et la
saveur. A ce propos, LOROT fait observer qu'on a
reproché aux capsules de gélatine de se rompre dans
l'estomac et d'y déverser le médicament. Ce reproche,
dit-il, est sans valeur, puisque le carbonate de créosote n'est pas caustique et qu'il coule des parois
stomacales sur les muqueuses intestinales comme de
l'huile. Il n'en est pas de même de l'objection relative
à la quantité de capsules, car à 10 et 12 capsules, on
peut provoquer une diarrhée mécanique qu'on serait
tenté de mettre sur le compte du médicament. Il est
donc important de ne jamais dépasser la dose de
4 capsules par repas, mieux vaut donner le produit
pur si l'on est obligé de la dépasser.

A. ROBIN donne le carbonate de créosote émul-
sionné selon la formule :

> Carbonate de créosote....... 10 à 15 gr.
> Jaune d'œuf............... N° 1.
> Sirop de Tolu............. 60 gr.
> Eau de tilleul............. 100 gr.
>   M. S. A.

A prendre par cuillerée à soupe dans la journée.

Brissonnet l'associe à l'huile de foie de morue :

Carbonate de Créosote . . . . .   10 gr.
Huile de foie de morue . . . . .   300 gr.

Chaque cuillerée à bouche contenant o gr. 50 de carbonate de créosote.

Aux petits enfants, CHAUMIER donne le médicament sous trois formes :

1° En solution dans l'huile d'olive.

Chaque cuillerée à café représentant environ o gr. 65 de carbonate.

2° En émulsion, selon la formule :

Carbonate de créosote. . . . . . .   50 gr.
Sirop de Tolu . . . .   50 gr.
Eau. . . . .   50 gr.
Gomme en poudre. . . . .   10 gr.

3° A l'état pur, si la dose journalière atteint 5 grammes.

*
* *

Le lavement de carbonate de créosote est employé dans plusieurs sanatoriums. Deux procédés sont à choisir : *Voie rectale.*

Le premier consiste à injecter le carbonate de créosote pur à l'aide d'une petite seringue de 5 grammes ; on n'introduit ainsi qu'une faible quantité de liquide, ce qui réduit les chances d'irritation.

Le second procédé consiste à émulsionner le

carbonate avec de l'eau tiède au moyen d'un jaune
d'œuf. On injecte alors une ou deux cuillerées à café
du médicament sous cette forme matin et soir.

A. Robin prescrit d'abord un lavement évacuateur,
puis le lavement médicamenteux suivant :

> Laudanum de Sydenham ....   V gouttes
> Carbonate de créosote ......   5 gr.
> Jaune d'œuf...............   N° 1
> Eau chaude...............   150 gr.

pour un lavement matin et soir.

*
* *

Voie sous-cutanée. — Les *injections sous-cutanées* ne sont pas cruellement
douloureuses. On injectera 5 grammes de médica-
ment pur matin et soir.

Lorot conseille la formule :

> Carbonate de créosote...........   100 gr.
> Alcool à 95°..................   10 gr.

Agiter quelques minutes, jusqu'à dissolution complète, et employer une aiguille un peu grosse ou bien
encore, comme le carbonate de créosote pur est épais,
on se contente de le faire chauffer au bain-marie avant
de pratiquer l'injection.

*
* *

Voie trachéale. — On peut encore faire des *injections intra-trachéales*
du médicament, beaucoup plus facilement qu'on n'a

fait des injections d'huile créosotée, car le carbonate de créosote n'est pas caustique et ne provoque pas de toux.

Récemment, Henri MENDEL a insisté sur la valeur thérapeutique des injections trachéales dans le traitement de la tuberculose et décrit une technique simdlifiée qu'il serait trop long de rapporter ici, mais qui n'exige pas le contrôle du miroir laryngien, peu familier à tous les praticiens et qui lui a donné d'excellents résultats cliniques : « L'injection lancée dans la trachée, dit-il, produit un effet de contact sur les mucosités trachéales et bronchiques, l'expectoration est aussi mécaniquement facilitée, car les mucosités sont délayées et mobilisées.

Enfin, on peut se rendre compte que les substances injectées dans la trachée, étant volatiles, agissent directement sur la muqueuse pulmonaire lors de leur irruption ; elles sont absorbées rapidement, et, lors de leur élimination, agissent encore sur cette muqueuse, puisqu'elles sortent de l'organisme par cette voie. Il y a donc là une action double et intensive. Dans le traitement hypodermique, l'action est simple, c'est-à-dire n'a lieu que lors de l'élimination du médicament. »

*
* *

Enfin, on pourrait encore faire des *injections intra-pulmonaires* de carbonate de créosote, comme on a fait des injections d'huile créosotée dans le tissu pulmonaire, comme le docteur SCARPA, de Padoue, s'inspirant de la méthode sclérogène de LANNELONGUE,

Injections intra-pulmonaires.

a fait récemment des injections de chlorure de zinc, dans le voisinage ou au sein des foyers tuberculeux. Les injections, selon CHAUMIER, produiraient un semblable succès. Elles peuvent agir en sclérosant les tissus, mais probablement aussi sur une partie des lésions tuberculeuses.

D

Avantages du carbonate de Créosote.

A la fin de cette étude, nous pouvons énumérer les résultats qui s'en dégagent relativement aux avantages de ce médicament et à sa supériorité sur la Créosote.

1º Le carbonate, étant un sel neutre, n'est ni toxique, ni caustique. Il n'irrite pas les voies digestives ; la lenteur de son dédoublement dans l'intestin explique la grande tolérance de l'organisme pour lui. D'où possibilité de donner le carbonate de créosote sous toutes les formes, y compris la voie bucco-gastrique sans inconvénients, — possibilité aussi de continuer l'emploi prolongé de la médication.

Non toxique, le carbonate de Créosote permet la créosothérapie intensive, sans provoquer les accidents d'intolérance ou d'intoxication créosotée sur lesquels

Burlureaux a appelé l'attention; sans accidents, si l'administration est buccale ou rectale; sans dégoût, sans douleur, si elle est hypodermique, plus rapide alors puisqu'une injection bi-quotidienne de 5 grammes, qui dure à peine quelques secondes, remplace avantageusement une injection d'huile créosotée au 1/15 qui, pour lui équivaloir, devrait atteindre 90 à 100 grammes et durer deux ou trois heures;

2° Le carbonate de créosote est un antiseptique intestinal bien supérieur à la Créosote, laquelle est absorbée par les premières portions de l'intestin, ayant uniquement impressionné l'estomac et le duodénum, alors que le carbonate de créosote qui ne se dédouble que lentement, répandra la Créosote à l'état naissant et la diffusera sur toute la longueur de l'intestin.

3° Le carbonate de créosote est inodore et n'a pas la saveur brûlante de la Créosote.

* * *

Nous estimons donc qu'à tous égards, il est supérieur à la Créosote et doit lui être préféré. Son action antituberculeuse est effective, mais est beaucoup moins efficace que celle du phosphate de Créosote qui, dans l'échelle des éthers créosotés tient la première place. Nous avons pu reconnaître expérimentalement et cliniquement l'influence de l'acide fort contenu dans les créosotes phosphorées et apprécier in vitro et in vivo la supériorité thérapeutique du phosphate de créosote sur le carbonate.

Supériorité du Carbonate de créosote.

CHAPITRE II

Le carbonate de Gaïacol.

Du carbonate de créosote, il convient de rapprocher le carbonate de gaïacol.

Le carbonate de gaïacol ou acide gaïacol carboxylique, c'est-à-dire éther carbonique du gaïacol, a été obtenu par Von Heyden et introduit en thérapeutique par Holscher, de Mulhouse, et Seïfert, de Dresde.

Heyden en a donné le mode de préparation.

On sature à froid et sous pression du gaïacol par de l'acide carbonique, on le porte à une température de 100°. Le produit est dissous dans l'eau qui décompose par l'acide chlorhydrique.

C'est une poudre blanche cristallisée ayant une faible odeur aromatique, sans rapport avec celle du gaïacol.

On fait l'épreuve du point de fusion pour savoir si le carbonate de gaïacol est pur ou mélangé de carbonate de créosol, ainsi qu'il arrive souvent dans le commerce; pur, le carbonate de gaïacol fond à 87°5.

Soluble dans l'éther, le sulfure de carbone..., il est insoluble dans l'eau froide, et un peu soluble dans l'eau chaude.

Traité par les acides minéraux, le carbonate de gaïacol se dédouble en acide carbonique et en gaïacol. Il contient 90,5 % de gaïacol.

*
* *

Propriétés physiologiques.

La plupart des propriétés physiologiques du créosotal se retrouvent dans le carbonate de gaïacol.

Il traverse l'estomac, comme le carbonate de créosote, sans se décomposer et se dédouble lentement dans l'intestin au contact des sucs pancréatique et intestinal.

Il s'élimine en grande partie par l'urine où l'on peut décéler déjà sa présence cinq heures après son injection. Cette élimination, comme pour la Créosote, le gaïacol et le carbonate de créosote, se fait sous forme d'acides sulfo-conjugués. Il s'en élimine sous cette forme 25 % environ. Il est d'autant plus utilisé par l'organisme qu'il est donné à doses plus élevées, répétées à des intervalles rapprochés.

Beaucoup moins toxique que le gaïacol, on peut le donner à la dose moyenne de 5 grammes par jour. Des doses beaucoup plus fortes sont, d'ailleurs, très bien tolérées. Il ne provoque ni crises d'estomac, ni diarrhée, ni nausées, ni troubles nerveux. Il a donc vis-à-vis du gaïacol les mêmes avantages que le carbonate de créosote a vis-à-vis de la Créosote.

* *

Les indications thérapeutiques sont celles du carbonate de créosote : tuberculose pulmonaire où il produit des effets analogues, l'augmentation de poids — retour de l'appétit — diminution puis cessation de la toux et de l'expectoration...; bronchite chronique, antisepsie intestinale, pansements antiseptiques. Comme antiseptique intestinal, sa lente décomposition dans l'intestin en acide carbonique et gaïacol permet l'imprégnation lente de la muqueuse par ce dernier... et HOLSCHER déclare en avoir retiré de grands avantages dans la fièvre typhoïde.

Indications thérapeutiques.

* *

Quant à l'emploi du carbonate de gaïacol comme antiseptique chirurgical, il offre sur l'iodoforme l'avantage d'une odeur infiniment plus supportable et n'expose pas aux éruptions si fréquemment observées avec lui.

Emplois et doses du médicament

Le carbonate de gaïacol s'administre par les mêmes voies que le carbonate de créosote ; un mode facile est le cachet. On le donne ainsi à la dose de 5 grammes par cachets de 5o centigrammes; on commence par 1 gramme et l'on augmente graduellement la dose, jusqu'à 10, 15 grammes, si l'on y trouve quelque avantage.

Chez l'enfant la dose variera, selon son âge, de o gr. 5o à 3 grammes par jour.

* *

Le carbonate de gaïacol offre-t-il une supériorité sur le gaïacol pur?

Incontestablement, au même titre que le carbonate de créosote sur la Créosote, mais par rapport au carbonate de créosote, il n'offre pas plus d'avantages que le gaïacol n'en présente sur la Créosote. Si l'on est partisan du gaïacol et si on le préfère à la Créosote, dans ce cas, il vaut mieux aussi préférer à tous deux le carbonate de gaïacol. Moins toxique, plus facile à manier, ne produisant pas le collapsus algide que des doses très faibles de gaïacol sont susceptibles de provoquer, son carbonate est aussi moins irritant pour le tube digestif, beaucoup plus facile à prendre pour le malade.

Mais de même que nous n'avons trouvé au gaïacol aucun avantage marqué sur la Créosote, de même, nous ne voyons pas de raison pour préférer le carbonate de gaïacol au carbonate de créosote. CHAUMIER, même, préfère la Créosote au gaïacol et le carbonate de celle-là au carbonate de celui-ci. GABORIAU partage cette opinion. Et si, en effet, dit-il, le gaïacol est le principal composant de la Créosote, il ne faut pas négliger l'action du créosol, des phénols et de tous les autres corps qu'elle contient. Le carbonate de créosote est donc plus actif et, d'une façon générale, les résultats et les améliorations obtenus ont été plus probants qu'avec l'éther carbonique du gaïacol. Toutefois, le carbonate de gaïacol sera préféré au carbonate de créosote comme antiseptique intestinal, parce qu'il est pulvérulent. M. le professeur BOUCHARD a, en effet, démontré que ce sont surtout les médicaments en poudre qui méritent d'être employés pour la désinfection intestinale.

CHAPITRE III

Généralités sur la médication phospho-créosotée.

————

Nous arrivons au chapitre le plus important de la médication éthéro-créosotée et à l'étude des médicaments qui, au double point de vue thérapeutique et clinique, nous paraissent la réaliser le plus complètement.

Nous avons conclu, en effet, de notre étude de la Créosote que trois inconvénients principaux en restreignaient l'emploi ou en entravaient l'action :

1º La créosote est corrosive ;

2º Son odeur pénétrante est souvent intolérable pour le malade ;

3º Elle est toxique ; et cette toxicité est un inconvénient d'autant plus redoutable que la composition même de la créosote est essentiellement variable, qu'il n'y a pas une seule, mais des créosotes, dont il faudra mesurer le pouvoir toxique à propos de chaque malade, comme il faut avec chaque malade tâter avec infiniment de prudence sa susceptibilité à l'endroit du médicament, et mesurer sa tolérance.

*

Avantages de celle médication.

Nous avons dit que la causticité et l'action toxique de la créosote étaient dues en majeure partie aux phénols qui entrent dans sa formule, et qu'en éthérifiant ces phénols, c'est-à-dire en les combinant avec un radical acide, on obtient des composés classés sous le nom d'éthers de la créosote, qui ne sont pas caustiques, qui ont une odeur créosotée atténuée et une toxicité fort abaissée. Préparés avec de la créosote répondant aux caractères de pureté du Codex, ils peuvent être définis : « Des mélanges d'éthers phénoliques neutres stables et facilement saponifiables... »

Nous avons vu, au chapitre précédent, avec les carbonates de créosote et de gaïacol que l'action de ces éthers créosotés est beaucoup plus efficace que celle de la créosote, que leur emploi est plus facile et leur tolérance plus grande.

*

Association d'un acide fort avec la Créosote.

Grâce au radical acide qui, combiné avec la créosote, constitue l'éther carbonaté de la créosote, les trois inconvénients inhérents à l'emploi de la créosote pure sont évités et l'on a, avec le carbonate de créosote, par exemple, un éther créosoté qui n'est pas caustique, ménage les voies digestives supérieures, l'estomac et aussi l'intestin puisque, au contact de sa muqueuse, le dédoublement du carbonate en acide carbonique et en créosote ne s'opère que tardivement, lentement et en diffusant le principe créosoté sur toute la surface muqueuse.

⁎

Mais, il y a plus. On s'est demandé si à ce radical acide des polyéthers créosotés qui joue déjà un rôle si important en privant la créosote de ses principaux inconvénients — rôle « empêchant » utile, à coup sûr, quoique simplement négatif comme dans le carbonate de créosote — il ne serait pas possible de conférer, en outre, une action directement utile, de lui faire jouer un rôle actif dans la médication créosotée, en associant ses principes thérapeutiques et en combinant ses propriétés aux propriétés et aux principes de la créosote.

Le rôle du radical acide serait double, dans ce cas ; il permettrait l'emploi de la créosote au même titre que le radical acide — mais indifférent du carbonate par exemple — et de plus, convenablement choisi, il associerait ses propriétés physiologiques et son action thérapeutique à celles de la créosote.

Parcourons la liste des polyéthers créosotés, les mieux connus actuellement.

⁎

Sans préjuger des conclusions auxquelles nous conduira l'étude détaillée de chacun d'eux, nous pouvons prévoir déjà que pour plusieurs d'entre eux, valérianate, camphorate, phosphates, phosphites, etc.

nous aurons à décomposer le complexus physiologique et la synergie thérapeutique, à dire comment les propriétés physiologiques du radical acide et de la créosote, comment leurs actions thérapeutiques se combinent pour accumuler leurs effets et concourir plus sûrement et plus rapidement au but curatif.

Dans cet ordre d'idées, dès maintenant nous pouvons déclarer qu'aucune des combinaisons éthérées de la Créosote, n'est plus active que les éthers phosphorés. Ils contiennent, en effet, — phosphate, tanno-phosphate ou phosphite — un radical phosphoré qui, à priori même, ne saurait être considéré comme indifférent, étant donné ce qu'on sait aujourd'hui du rôle du phosphore et de ses dérivés dans l'organisme. Nous aurons ainsi à nous demander, dans un chapitre à part sur le mode d'action de ces polyéthers phospho-créosotés, quelle est la part qui revient au radical d'acide, quelle à la créosote. Mais cette étude ne peut que terminer l'étude physiologique et clinique de ces composés, et c'est par des considérations d'abord chimiques, puis physiologiques et cliniques que nous devons commencer et poursuivre l'étude des éthers phosphorés de la Créosote.

CHAPITRE IV

Phosphate de Créosote et tanno-phosphate de Créosote

Le phosphate de Créosote ou *phosote* fut découvert, en 1894, par M. J. Brissonnet, professeur suppléant à l'École de Médecine de Tours. Au Congrès de la tuberculose, de Paris, en août 1898, il présentait un nouveau polyéther de la Créosote, le tanno-phosphate de Créosote ou *taphosote*.

A

Étude Chimique.

Le phosphate et le tanno-phosphate de Créosote se préparent en traitant la Créosote par les oxychlo-

rures de phosphore pour le premier ; par les oxychlo-
rures combinés au tannin pour le second.

« L'acide phosphorique étant triatomique, il
peut donner trois sortes d'éthers avec les corps organiques ; les uns acides dans lesquels l'acide phosphorique n'est pas entièrement combiné et possède
encore une ou deux fonctions acides libres. Le phosphate neutre de créosote est celui dans lequel l'acide
phosphorique est entièrement combiné à la Créosote.

La Créosote étant un mélange de ménophénols et
d'éthers monométhyliques de diphénols, le phosphate et le tanno-phosphate de créosote sont un
mélange de ces phosphates et de ces tanno-phos-
phates » (LOROT).

· Le phosphate de créosote est un liquide sirupeux,
incolore lorsqu'il est pur, de densité $= 1250$, n'ayant
qu'une très faible odeur et saveur de Créosote. Le
tanno-phosphate possède en outre une couleur am-
brée.

Tous deux sont insolubles dans l'eau et dans la
glycérine, mais solubles dans l'alcool, l'éther et le
chloroforme.

Le phosote contient 80 % de Créosote et 20 %
d'acide phosphorique.

Le tanno-phosphate contient 76 % de Créosote,
19 % d'acide phosphorique et 5 % de tannin.

Expériences
faites avec
les composés
phosphorés.

D'après GIMBERT, la dose toxique du phosphate
de gaïacol chez le cobaye est de 2 gr. 4 par kilogr.
d'animal.

Se fondant sur cette donnée, BRISSONNET fit des expériences biologiques dont voici les résultats. Il inocula trois cobayes avec une culture pure de bacilles de KOCH.

Le cobaye témoin mourut le 21ᵉ jour.

L'un des 2 autres cobayes reçut en injections sous-cutanées et par jour, en alternant les semaines de traitement et de repos, 5 centigr. de phosphate de créosote dilué dans de l'huile d'amandes douces ; et mourut le 39ᵉ jour.

Le troisième reçut par jour en injections sous-cutanées 5 centigr. de tanno-phosphate dilué dans de l'huile d'amandes douces ; on le traita pendant 100 jours à raison d'une semaine de traitement et d'une semaine de repos alternantes. Il mourut le 127ᵉ jour.

LOROT a pu injecter impunément à un cobaye de 400 gr., pendant trois semaines, un gramme de phosphate de Créosote pur, alcoolisé au 1/10, alternativement un jour de traitement et un jour de repos.

« Après un repos consécutif de huit jours nous avons injecté à ce cobaye 2 gr. de phosphate en une séance, puis de 8 en 8 jours, 3, 4 et enfin 5 grammes. L'animal a admirablement bien supporté ce traitement. Il n'a nullement souffert et n'a éprouvé aucun phénomène de toxicité ni de paralysie. Mais, il a subi une diminution de poids constante ; après l'injection de 3 gr., il ne pèse que 369 gr. et après l'injection de 5 gr., 320 gr. Il meurt avec 300 gr. ; ses poils tombent au moindre frottement. Son autopsie donne :

« Reins, 3 gr.; on voit très bien la division des

pyramides capsules surrénales d'un blanc marron.
Vessie pleine d'urine. — Rate 2 gr. Estomac à demi
rempli d'une bouillie grisâtre ; muqueuse, d'un gris
foncé et intacte. Rien aux culs-de-sac.

« Pas d'ulcération dans l'iléon, le cœcum. Gros intestin dilaté et rempli de matières verdâtres.

« Muqueuses trachéale et pharyngée pâles.

*
* *

*Les combinaisons
phosphorées
ne sont
pas toxiques.*

« Cette expérience, conclut Lorot, et d'autres semblables, nous ont montré que le phosphate de créosote n'est pas toxique, puisqu'un cobaye qui ne pesait plus que 320 gr. a pu en recevoir 5 gr. sans
phénomènes immédiats, ce qui fait exactement 1 kilogramme 015 pour un homme normal pesant 65 kilogrammes. Mais administré à hautes doses, il amène
une congestion pulmonaire intense et un amaigrissement continu. »

*
* *

*Expériences
personnelles.*

Nous nous sommes livrés de notre côté à une
série d'épreuves expérimentales que nous tenons à
résumer ici :

Nos expériences fort nombreuses peuvent être
sériées en 4 catégories.

1° Des animaux sains : cobayes, lapins et chiens
auxquels nous avons injecté des doses progressivement élevées de phospate de créosote pour essayer sa
tolérance. Nous avons pu constater chez 6 cobayes,
6 lapins et 2 chiens soumis à l'expérience en excellent

état de santé, que le phosphate de créosote était toléré pendant longtemps (50 jours d'injections consécutives) sans provoquer aucun accident que de temps à autre un peu de diarrhée. A ces animaux, nous avons injecté 2 gr. du médicament par kilogr. de leur poids. Si l'on vient à dépasser cette dose, on peut constater de l'hypothermie, de l'abattement, une diarrhée plus profuse, du ralentissement de la respiration et des battements du cœur et on peut, si l'on persévère des injections quotidiennes de 5 gr. par kilogr. du poids, causer la mort de l'animal qui succombe dans le coma.

2° Nous avons inoculé des bacilles très virulents à 4 lapins et à 1 chien, qui avaient reçu antérieurement pendant 20 jours quotidiennement, les lapins 1 gr. et le chien 3 gr. de phosphate de créosote. Nous avons voulu ainsi augmenter l'état d'immunité de ces animaux contre l'infection tuberculeuse. Or, tandis que 2 lapins témoins sont morts très rapidement, l'un le 17e jour et le 2e le 23e jour, nos lapins immunisés ont survécu 2 pendant 47 et 61 jours, un pendant 75 jours, enfin le 4e ainsi que le chien sont encore vivants après 80 jours quoique leur état ne soit pas fort brillant.

3° A une 3e série d'animaux, 5 lapins et 2 chiens, nous avons inoculé des bacilles de Koch, et immédiatement après cette infection, nous avons commencé le traitement intensif : 1 gr. de phosphate de créosote par kilogr. du poids de l'animal. Ici, encore, des animaux témoins succombèrent le 14e, le 21e et le 29e jour. Au contraire, nous obtînmes par la médication phospho-créosotée une survie chez tous les animaux traités : 2 lapins atteignirent 42 joürs, un autre mourut le 58e jour, un 4e le 70e jour et enfin le 5e vit encore après 88 jours. Des 2 chiens, l'un est mort au 81e jour et le 2e est encore en parfait état.

4° La 4e série d'expériences est certés la plus intéressante au point de vue pratique, car nous nous sommes rapproché, autant que faire se peut, des difficultés cliniques. Nous avons injecté à 6 cobayes, 5 lapins et 3 chiens des bacilles virulents et nous avons tenu en observation les animaux que nous n'avons traité par la médication phospho-créosotée que le jour où des symptômes manifestes d'intoxication bacillaire se déclaraient. Ce n'est qu'au moment où l'animal commençait à grelotter la fièvre tuberculeuse et à traduire l'infection par de l'amaigrissement que nous avons commencé nos injections de phosphate de créosote. Voici nos résultats : nos cobayes succombèrent le 22e le 27e, le 32e, le 40e, le 48e et le 58e jour, et chez tous nous avons trouvé des lésions granuleuses mais sans fonte, dans les différents viscères. Les lapins ont succombé le 24e, le 33e, le 41e, le 52e, le 55e jour également avec des lésions tuberculeuses non ramollies. Un chien succomba le 41e jour, le 2e est très amaigri après 82 jours et le 3e est revenu en bon état ; il a regagné le poids perdu ; il n'a pas l'air souffrant jusquà ce jour.

*
* *

Conclusions.   Que pouvons-nous conclure de ces expériences ? D'abord que le phosphate de créosote est un médicament qui ne provoque jamais de la congestion rénale, puisque nous n'avons jamais observé d'albumine chez les animaux même soumis à des injections massives de phosphate de créosote ? Ce médicament n'est ni caustique, ni toxique et on ne provoque de l'hypothermie et de l'amaigrissement qu'à des doses excessives. Il met l'animal en état d'immunité tuberculeuse. Cette immunité n'est pas définitive pas plus que le sérum de Behring ne rend l'organisme réfractaire d'une façon absolue et définitive contre la diphtérie ; l'immunité obtenue est limitée et relative, mais elle existe.

Ce qui n'est pas déniable non plus, c'est l'influence exercée par le phosphate de créosote sur le développement et la guérison des lésions tuberculeuses : ce médicament entrave le développement des granulations et exerce sur elles une influence curative. Toujours les animaux témoins ont succombé beaucoup plus rapidement que les animaux injectés ; chez ces derniers, nous avons trouvé à l'autopsie rarement des tubercules ramollis, malgré leur longue survie ; fréquemment, des masses tuberculeuses étaient calcifiées ou en voie de transformation scléreuse. Enfin certains animaux en petit nombre, il est vrai, continuent à survivre.

Quel est le mode d'action du phosphate de créosote ? Nous préférons répondre à cette question lorsque nous examinerons son influence thérapeutique sur les malades.

B

Action Physiologique.

Comme le carbonate de créosote et de gaïacol, le phosphate et le tanno-phosphate de créosote offrent cet avantage de traverser l'estomac sans être décomposé et de ne se dédoubler qu'au contact du milieu alcalin de l'intestin ; les produits de ce dédoublement sont la mise en liberté des principes constituants : Créosote, acide phosphorique et tannin.

Le docteur FONZES-DIACON, expérimentant sur le phosphate de gaïacol administré en lavements et trouvant son absorption insignifiante en conclut que le phosphate de gaïacol ne subissait dans l'intestin qu'une saponification légère. Mais, ainsi que le remarque LOROT, la conclusion est prématurée et l'expérience prouve tout au plus, ce qu'on savait déjà, la grande stabilité des phosphates. L'absorption, par mode de lavement, réduite à la surface absorbante d'une partie très réduite peut être du gros intestin (car on n'ignore pas qu'un lavement remonte rarement au-delà de l'S iliaque) ne permet pas de préjuger que cette absorption soit de même insignifiante dans l'intestin grêle ; il faut tenir compte de l'action des

sucs pancréatiques qui aident sans doute puissamment à toutes les absorptions intestinales.

*
* *

Ce qui prouve, d'ailleurs, que le phosphate et le
tanno-phosphate sont absorbés, c'est qu'on peut très
bien atteindre avec ces médicaments des doses sinon
toxiques, mais du moins intolérées ; nous avons
observé le fait expérimentalement et cliniquement.

En outre, dit LOROT, « la pratique des injections
hypodermiques nous a montré que si l'absorption du
phosphate était lente, elle ne l'était pas davantage et
souvent moins que le carbonate, surtout si l'on avait
soin de l'alcooliser à 1/10. Il y a donc tout bénéfice à
prescrire le phosphate et surtout le tanno-phosphate
alcoolisé au 1/10. »

*
* *

Le phosphate et le tanno-phosphate administrés
par voie gastrique, sont mal éliminés. Le docteur
BOUREAU, de Tours, a montré que le taux d'acide
phosphorique reste stationnaire dans les urines.

FONZES DIACON, expérimentant avec le phosphate
de gaïacol qui se rapproche évidemment du phosphate
de créosote, a noté pour une absorption de 1 gramme
de phosphate, une élimination de 2 °/₀ de gaïacol.

LINNOSSIER et LANNOIS donnent comme chiffre
d'élimination de 20 à 55 °/₀. GROSSET et IMBÉRT 71 °/₀,
STOURBE 74 °/₀ ; ces auteurs employaient le gaïacol en
badigeonnages.

GILBERT et CHOAY annoncent 72 à 73 %. GÉNÉVRIER observe par voies stomacale et rectale une moyenne d'élimination de 60 %.

Par conséquent, on voit que les phosphates sont certainement absorbés, et partiellement éliminés. « La conclusion, c'est que les phosphates s'accumulent dans l'organisme, d'où la nécessité d'espacer les doses et de suspendre le traitement par intervalles, sans quoi on s'expose à des accidents. La preuve, dit LOROT, que les phosphates doivent s'accumuler dans l'organisme, c'est que les accidents dépendent non seulement des doses mais surtout de la durée du traitement. Un traitement continu avec 4 grammes par jour, peut provoquer des accidents dans une période variable, suivant les sujets de trois semaines à un mois. D'autre part, nous avons pu injecter 15 grammes de phosphate de créosote en une séance, avec repos ultérieur de huit jours, sans observer d'accident immédiat ou consécutif. »

* * *

Intolérance du produit médicamenteux. — Ces accidents d'intolérance, ces menaces d'intoxication phosphorée ne sauraient peut-être, intégralement être rapportés à l'absorption accumulative du médicament. Depuis que LOROT a fait paraître sa thèse, le docteur TISON, médecin de l'hôpital Saint-Joseph, qui l'avait inspirée, est revenu sur ces accidents d'intolérance, lesquels se manifestent par des phénomènes de polynévrite des membres inférieurs, qui, chez certains malades, surviennent pour une dose quotidienne de 3 à 4 grammes, au bout de un à

deux mois. Cette polynévrite se traduit par des inquié-
tudes et des douleurs dans les jambes et dans les
pieds, douleurs qui se révèlent à la pression. « Cette
douleur, écrit le docteur Tison, est surtout remarquable et précoce, si on presse avec le doigt sur le
mollet au niveau de l'anneau du soléaire. Bientôt se
manifeste dans les jambes une douleur qui s'accentue
et qui s'accompagne d'une impotence qui rend la
marche difficile et même impossible sans l'aide d'une
personne ou d'un bâton. Le malade oscille en mar-
chant et menace constamment de perdre l'équilibre...
Des manifestations semblables surviennent en même
temps ou un peu plus tard dans les membres supérieurs, au point que les malades ne peuvent plus se
servir de leurs mains pour boire et pour manger....

« Quelle est la cause de cette polynévrite? Sa res-
semblance et, pour ainsi dire, la similitude de ces accidents de polynévrite avec ceux qu'on observe après
une trop longue administration de l'arsenic, me fait
penser qu'ils sont dus à l'arsenic. Voici pourquoi :

« J'ai remarqué, en effet, que ces accidents de
polynévrite se produisaient plus rapidement chez les
malades auxquels, en même temps que le phosphate
de créosote, on administrait une préparation arsenicale. J'ai observé aussi que ces accidents très longs à
se produire quand on n'administre pas en même
temps de préparations arsenicales, avaient lieu plus tôt
quand précédemment le malade avait pris de l'arsenic.
Dans ces conditions, on peut se demander s'il n'y

aurait pas une certaine incompatibilité entre l'arsenic et le phosphore. Ces deux corps appartiennent à la même famille chimique. Le phosphore introduit à une certaine dose dans l'économie retarderait-il ou empêcherait-il l'élimination de l'arsenic? Autant de questions que je pose sans pouvoir les résoudre. »

*
* *

Explications de l'intolérance.

· Il est possible, en effet, que des intoxications du même ordre se surajoutent, et que, du fait de leur association, des produits toxiques, chacun pour son compte, prennent une toxicité tout à coup exaltée, comme s'exalte la virulence respective des bactéries dans les associations microbiennes.

Si nous avons insisté avec intention sur les observations du docteur Tison et sur sa communication, c'est pour mieux démontrer que les accidents relevés par M. le docteur Lorot ont été mal interprétés, sans mauvaise intention et sans parti-pris. Cela arrive du reste fréquemment que des cliniciens attribuent par erreur des accidents à une cause erronée.

Nous pouvons être affirmatif dans l'espèce, parce que nous avons contrôlé expérimentalement les faits. En effet, nous ne nous sommes pas contenté de faire des injections de phosphate de créosote à des phtisiques en les surveillant de très près au point de vue des polynévrites, mais nous avons cherché à provoquer cet accident, qui ne s'est déclaré qu'une seule fois chez une phtisique au cours de notre pratique répétée sur tant de sujets et à des doses massives, continuées longtemps. Cette jeune femme tuberculeuse avait absorbé antérieurement, pendant une longue durée, de la liqueur de Fowler, avait été traitée par des injections de cacodylate de soude à très hautes doses. Immédiatement après ce traitement arsenical intensif, je lui ordonnai des injections de phosphate de créosote qui furent continuées presque sans interruption pendant trois mois. L'état général de la malade s'améliora d'une façon inespérée et l'état pulmonaire s'amenda également. Au bout de 90 injections de phosphate de créosote à la dose quotidienne de trois grammes du médicament, quelques troubles gastro-intestinaux se manifestèrent. Je conseillai la suppression des injections, afin d'alimenter la malade qui, à la suite, eut quelques douleurs fugaces au niveau des mollets et de l'incoordination motrice des membres inférieurs et des bras. Ces douleurs comme l'ataxie s'amendèrent très vite sous l'influence de quelques séances d'électricité statique, et jamais la malade ne se porta aussi bien au point de vue pulmonaire que maintenant.

On voit donc que M. LOROT a attribué d'une part la vraie cause à une autre origine que celle que provoque cette polynévrite, dont il a, du reste, singulièrement exagéré l'importance. Comme l'a fort bien observé le docteur Tison, il s'agit là d'une intoxication arsenicale due à l'accumulation de l'arsenic et réveillée peut-être par l'association de l'acide phosphorique. En tout cas, l'accident est peu grave.

Ce qui démontre encore que nous devons avoir

Autres explications.

raison, c'est qu'expérimentalement on ne peut jamais provoquer ces accidents de polynévrite chez l'animal soumis à des doses massives, même toxiques. Chez les chiens, cobayes et lapins, auxquels nous avons injecté des doses énormes de phosphate de créosote, nous n'avons jamais observé de symptômes névritiques, de la parésie, de l'incoordination des mouvements ou de la paralysie des membres. On peut, au contraire, provoquer expérimentalement tous ces accidents par l'administration d'un composé arsenical quelconque. Mes expériences animales sont absolument concluantes, et d'autres expérimentateurs ont déjà contrôlé le fait en ce qui concerne l'intoxication arsenicale.

*
* *

Conclusions.   La conclusion pratique qui découle de ces remarques, c'est que la médication par le phosphate de créosote doit être exclusive et ne comporter que l'emploi de ce médicament, qu'il y a lieu surtout de proscrire l'usage simultané de l'arsenic, et pour cette raison, de vérifier le phosphate qu'on utilise, afin qu'on ait la certitude qu'il est absolument pur de toute trace d'arsenic.

Ces conditions réalisées, nous avons de bonnes raisons de croire qu'aux doses utiles et curatives, le phosphate de créosote n'est pas toxique ; et nous avons pu en continuer l'emploi aussi prolongé que celui de la créosote ou du carbonate de créosote, sans avoir pour des doses équivalentes de créosote active observé avec le phosphate plus de signes d'intolérance qu'avec les autres éthers de la créosote ou la créosote pure.

C

Étude Clinique.

C'est M. BOUREAU, de Tours, qui a introduit le phosphate et le tanno-phosphate de créosote dans la thérapeutique pulmonaire.

Se fondant sur des considérations de chimie physiologique et de physiologie pathologique, il constata que la tuberculose coïncidait presque toujours avec une déminéralisation de l'organisme, un appauvrissement en chlorures, et une hypoacidité. Tandis que l'arthritisme, qu'on savait depuis longtemps, de par les constatations cliniques, assez opposé à l'éclosion tuberculeuse, se caractérisait au point de vue humoral par une surminéralisation et une hyperacidité organiques.

Il y avait là un antagonisme clinique bien connu, qui devait trouver sa raison dans l'antagonisme constaté des réactions humorales correspondant respectivement à chacune des deux diathèses.

Terrain tuberculeux et terrain arthritique semblent donc à peu près s'exclure cliniquement, comme ils s'opposent physiologiquement et chimiquement.

Terrain tuberculeux, dit le docteur BOUREAU, ter-

rain déminéralisé, pauvre en chlorures aux dépens
de la chaux et de la potasse — terrain hypoacide —
d'une part.

D'autre part, terrain arthritique, terrain surminéralisé, riche en chlorures aux dépens de la soude
et de la magnésie ; terrain hyperacide.

* *

Tendances
thérapeutiques.

Les efforts de la thérapeutique qui doivent toujours s'exercer dans un sens de curabilité naturelle,
doivent donc tendre à substituer au terrain hypoacide
tuberculisable ou tuberculeux un sol arthritique artificiel, réfractaire à la tuberculose.

Or, le docteur BOUREAU estime, non sans raison,
qu'il n'est pas de plus puissant adjuvant de cette
substitution que la médication hyperacide, — et que
le médicament, en particulier, qui la représente sous
sa forme organique par excellence, c'est l'acide phosphorique.

Ainsi, tout en ne déniant pas à la Créosote et à ses
polyéthers toute vertu antiseptique ou vaguement
spécifique et antibacillaire, estime-t-il que ces polyéthers et cette médication créosotée auront pour
mesure de leur efficacité antituberculeuse la mesure
même de leur action hyperacide. C'est pourquoi il en
arrive à en conclure que la médication phospho-créosotée, plus encore par la fonction phosphorique-acide
que par sa fonction antiseptique, est la véritable médication antiberculeuse.

Nous reviendrons sur ces vues théoriques si ori-
ginales, si nouvelles à l'heure toute récente cependant

où le docteur Boureau les a émises et que des travaux d'hier ont théoriquement confirmées, quand nous étudierons, en un chapitre spécial, le mode d'action de la thérapie phospho-créosotée. Il nous semble plus logique, en effet, de nous demander si elle agit, avant de chercher à expliquer comment elle agit ; de constater ses résultats avant de les commenter ; l'étude clinique et l'observation devant, en toutes choses, précéder l'hypothèse et l'explication.

Voici quelques-unes des observations produites par le Dr Boureau.

Elles ont porté tout d'abord sur trois jeunes malades de l'asile de Clocheville, porteurs de lésions pulmonaires prouvées par la présence du bacille de Koch.

Ces malades, que leur âge (12 ans, 8 ans, 5 ans) mettait à l'abri de toute influence suggestive, étaient soumis depuis longtemps à un traitement purement créosoté. Le régime fixe de l'hospitalisation n'a pas été modifié tout le temps qu'a duré l'expérimentation.

« Nous avons, dit le Dr Boureau, préalablement noté leur poids, le volume quotidien d'urine, sa teneur en urée, en acide phosphorique, en éléments dissous et son acidité. Pendant une période de vingt-sept jours, chacun de ces malades a pris une dose quotidienne de 6 grammes de phosphate de créosote.

Au bout de cette période, nous avons constaté :

Une augmentation importante de l'urée, montant

à 20 o/o pour deux malades. Une augmentation considérable de l'acidité urinaire.

Un état stationnaire de l'acide phosphorique éliminé chez deux malades; diminution chez le troisième.

Une augmentation notable de la quantité des éléments dissous.

Enfin, une augmentation de poids chez tous :

> Malade de 12 ans... ..   1 kilogr.
> Malade de 8 ans ....   1 kilogr. 500
> Malade de 5 ans ....   1 kilogr.

A ce point de vue clinique, l'expectoration avait disparu chez ces deux malades, était très notablement diminuée chez le troisième, disparition des râles humides.

La nutrition a donc été influencée d'une façon très favorable.

Il y a lieu de noter, en particulier, l'augmentation de l'acidité urinaire.

Les malades ont passé de l'hypoacidité ou d'une acidité presque normale à un état d'hyperacidité.

Or, si l'on admet que l'hypoacidité (cachectique ou non) du tuberculeux est l'expression d'un terrain éminemment propre à l'évolution du bacille de Koch, et qu'au contraire, le malade hyperacide, comme l'arthritique, par exemple, présente une notable résistance à la tuberculose, on voit que la combinaison de l'acide phosphorique à la Créosote aurait une influence heureuse en créant artificiellement un état d'hyperadicité. »

Postérieurement à cette première série d'observations, le Dr BOUREAU en a publié d'autres qui ne sont
pas moins concluantes.

Le phosphate de créosote transforme le terrain.

1° Enfant C..., 4 ans (Clocheville). — Tuberculose
pulmonaire. Craquement au sommet. Polyadénite.
Traitement antérieur à l'huile créosotée en capsules.

	Urée	Acidité par litre	Poids
Urine du 1er juillet.	17.3	1 10	14 kil. 5

Traitement. — 6 grammes de phosphate de
Créosote par jour.

	Urée	Acidité par litre	Poids
Urine du 30 juillet.	21.15	1 60	15 kil. 5

2° Enfant P..., 8 ans. — Tuberculose pulmonaire
vérifiée à l'examen microscopique. Traitement Créosoté antérieur.

	Urée	Acidité par litre	Poids
Urine du 13 juillet.	19.10	0 95	17 kil. 5
— du 30 juillet.	24.75	1 80	18 kil. »

Etat général très amélioré. Bénéfice : 500 gr. en
17 jours.

3° enfant P... — Tuberculose pulmonaire. Bacilles
de Koch. Crachats abondants. Cavernes à gauche.
Traitement continu par le tanno-phosphate pendant
17 jours.

	Urée	Acidité par litre	Poids
Urine du 6 octobre.	9.80	0.90	18 kil. 3
— du 23 octobre.	14.70	1.65	19 kil. 3

Le phosphate de créosote ferait maigrir.

Chez tous ces malades, Boureau a donc noté une augmentation rapide de l'acidité urinaire, du taux de l'urée et du poids.

Le Dr Lorot, qui a expérimenté la médication phospho-créosotée dans la tuberculose pulmonaire, déclare avoir été moins heureux que le Dr Boureau, en ce qui concerne le poids et avait observé que si, à faibles doses, les phosphates de créosote font engraisser, à des doses actives et continues, ils laissent le poids à peu près stationnaire et font même souvent maigrir.

« C'est pour obvier à ces inconvénients, dit-il, que nous avons dû, chez plusieurs malades, administrer concurremment du carbonate de créosote, qui, avec le camphorate, sont les seuls dérivés de la Créosote, qui, à doses continues, ont une action rapide et notable sur le poids. A doses intermittentes, au contraire, nous avons plusieurs fois noté une augmentation de poids avec les phosphates. »

Le phosphate de créosote combat surtout l'infection tuberculeuse.

Parmi les avantages que Lorot reconnaît aux phosphates de créosote, il cite, en première ligne, « celui de combattre l'infection tuberculeuse, de relever l'appétit, de supprimer les sueurs nocturnes, — sédation qui se réalise dès les premiers jours du traitement ; — en second lieu, les phosphates de créosote amoindrissent considérablement l'expectoration, modifient leur aspect et leur consistance, les fluidifient et leur enlèvent leur purulence. Enfin, ils ont une action élective sur le système nerveux, action attribuable au radical phosphoré de leur formule chimique, qui se traduit parfois par des polynévrites phosphorées et par la cessation rapide de la toux gastrique et des vomissements après les repas (réflexe pneumogastrique) ce trépied vital. Ce qui est précieux chez les phtisiques. »

*   *   *

Nous ne connaissons pas de composés créosotés qui exercent une action aussi rapide et aussi puissante sur les différents signes morbides comme les phosphate et tanno-phosphate de créosote. Dès la première huitaine du traitement, au bout de quinze jours au plus tard, l'influence médicamenteuse se traduit par une augmentation du poids, une diminution très appréciable de l'expectoration, une diminution ou la suppression de la toux, la cessation des sueurs nocturnes, un repos et un sommeil plus calmes, en un mot, il se produit sous l'influence de la médication phospho-créosotée une amélioration générale très sensible, très manifeste dont le malade lui-même constate les effets salutaires. Cette amélioration n'est pas seulement appréciable chez les tuberculeux atteints au premier et au deuxième degré soumis à cette médication, mais encore chez les phtisiques arrivés au der-

Appréciation personnelle.

nier degré de la cachexie tuberculeuse. Lorot, comme moi-même, nous avons traité ainsi des phtisiques incurables porteurs de vastes cavernes, et nous avons pu ainsi prolonger par des injections quotidiennes ou administrées tous les deux jours la vie de ces malheureux cachectiques. Mais, du jour où on cesse le traitement, les accidents éclatent et se succèdent avec une rapidité vertigineuse. C'est donc une nouvelle preuve de l'action thérapeutique bienfaisante du phosphate de créosote sur les bacillaires.

** **

Observations cliniques.

Sans tenir compte de ces phtisiques arrivés au dernier degré de la cachexie et de la consomption, nous avons pu réunir cinquante-quatre cas de phtisiques traités par des injections sous-cutanées de phosphate de créosote et onze cas traités par le tannophosphate de créosote absorbé par la voie gastrique. Nous ne voulons tirer de ces observations des conclusions définitives ; cependant, réunies à celles de Boureau et de Lorot, elles forment déjà un joli faisceau thérapeutique qui sont de nature à encourager le praticien et surtout à fixer son esprit sur le meilleur agent créosoté. Dans l'impossibilité de rapporter ici toutes les observations dont l'exposé serait fastidieux, résumons-en quelques-unes et tirons ensuite des conclusions cliniques de la totalité de nos cas traités et observés.

Observation. — Albert B..., âgé de vingt-deux ans, malade depuis onze mois, a eu des hémoptysies abon-

dantes, tousse beaucoup, expectore des crachats bacillaires, a sensiblement maigri. — A d'abord été soigné sans résultat par le cacodylate de soude, a passé
ensuite trois mois au Sanatorium de Leysin d'où il
est revenu à Paris amélioré, mais continuant à tousser. Quinze jours après son retour, nouvelle hémoptysie. Je commençai alors le traitement sous-cutané
ou intra-musculaire de phosphate de créosote. Ces
injections ont été poursuivies cent-douze jours avec
un seul arrêt d'une semaine. Commencé à la dose de
1 gramme, le phosphate de créosote fut injecté après
la première semaine à la dose quotidienne de 3 grammes. Les signes morbides disparurent. Au bout de
six semaines de traitement, absence de bacilles dans
les crachats. L'état général s'améliora très rapidement. Augmentation de poids : 7 k. 300. Au 1er janvier 1901, mon malade se considère comme guéri et
demande à reprendre son métier de voyageur de commerce. Sauf un peu d'obscurité de la respiration au
sommet gauche, je ne constate plus aucun signe morbide à la respiration.

Observation. — Emile O...., peintre, âgé de 29 ans,
père mort de phtisie, frère atteint de tuberculose. A
gagné lui-même cette affection en cohabitant avec ce
dernier. Est malade depuis 15 mois. Sommet gauche
à petites cavernes plus lésé que le sommet droit où
on n'entend que quelques rares craquements. Bacilles dans les crachats qui sont très abondants. Le
malade a maigri, surtout pendant les 6 derniers mois,
de 5 kilogr.

Je soumets au repos absolu le malade qui reçoit chaque jour 3 centimètres cubes de phosphate de créosote. Dès les premiers 8 jours, l'appétit augmente et les crachats s'éclaircissent, sont moins purulents; ceux-ci diminuent à la 16e injection et sont réduits de moitié. Bacilles moins nombreux. Le poids du corps augmente de 4 à 500 gr. par semaine. Le 38e jour, nous observons un peu de diarrhée et nous arrêtons les piqûres qui sont reprises après une semaine de nouveau à la dose de 3 gr. par jour. Après 3 mois et demi de traitement, le malade a recouvré son poids normal, c'est-à-dire qu'il a gagné plus de 5 kilogr. De même, les symptômes objectifs se sont améliorés. On n'entend plus rien au sommet droit et quelques râles seulement et de l'obscurité respiratoire au sommet gauche. Plus de bacilles dans les crachats.

*

Observation. — François L..., 39 ans, comptable. Atteint de tuberculose pulmonaire à marche lente depuis 19 mois. Lésions caractéristiques aux 2 sommets. Etat général médiocre; fièvre, sueurs nocturnes, expectoration muco-purulente contenant des bacilles.

Nous lui faisons des injections quotidiennes de 3 gr. de phosphate de créosote. La fièvre et les sueurs nocturnes disparaissent après la 6e injection. Puis l'état général s'améliore et les crachats deviennent muqueux et moins abondants. L'appétit revient et le poids du corps augmente. Le malade après 95 injections de phosphate de créosote se considère comme guéri et effectivement on ne trouve plus de bacilles dans les crachats.

Observation. — Berthe R..., institutrice, âgée de 17 ans. Tumeur blanche du genou gauche, qui est resté ankylosé à l'âge de 9 ans; a grandi rapidement, mais s'est bien portée néanmoins jusqu'à l'âge de 16 ans. A été réglée de 14 à 16 ans toutes les quatre semaines. Ses règles se sont supprimées alors à la suite d'une grippe et d'une bronchite dont elle ne s'est pas remise. La malade qui est allé consulter à l'hôpital, a été soumise au régime de l'huile de foie de morue et de la liqueur de Fowler. Elle se présente à nous en assez bon état avec des craquements du sommet droit et de la respiration soufflante du sommet gauche. Bacilles dans les crachats. Hypoacidité des urines.

Nous pratiquons une injection de 5 gr. de phosphate de créosote tous les deux jours. L'état général s'améliore très rapidement et d'une façon surprenante. La malade mange avec un appétit féroce dès la 3e injection. Son poids augmente en moyenne de 600 grammes par semaine. Après 35 injections, nous ne trouvons plus de bacilles dans les crachats et les signes objectifs des sommets se sont profondément amendés. Hyperacidité des urines, ses règles sont revenues. Nous continuons néanmoins le traitement.

Observation. — Fernande T..., 22 ans, femme de chambre. Mère morte de phtisie. Tousse elle-même depuis seize mois, et elle attribue cette toux à un rhume négligé. A maigri de plusieurs kilogrammes. Mange mal, d'une façon capricieuse. Expectore beaucoup ; à plusieurs reprises, des médecins consultés lui ont conseillé de faire un séjour à la campagne. La malade a même subi un traitement au cacodylate de soude sans amélioration sensible.

L'examen des crachats décèle de nombreux bacilles de Koch ; les urines sont hypoacides. A la percussion et à l'auscultation, on constate une infiltration tuberculeuse de tout le poumon gauche.

La malade, ne pouvant venir que deux fois par semaine à notre cabinet, reçoit chaque fois 6 grammes de phosphate de créosote en injection. A la fin de la deuxième semaine de traitement, elle nous déclare spontanément qu'elle mange davantage, qu'elle dort mieux la nuit, presque sans tousser. L'état général s'améliore également. Le poids du corps augmente en moyenne de 400 grammes par semaine. Après un mois de traitement, l'examen bactériologique décèle moins de bacilles et les urines sont hyperacides. Après trois mois d'injection fort bien supportées de phosphate de créosote, la malade se croit guérie. Elle expectore cependant un peu surtout le matin et les crachats renferment de rares bacilles de Koch et on entend encore des râles muqueux et des frottements sur toute la hauteur en avant et en arrière du poumon gauche.

** * **

L'observation des autres maladies traitées par injections sous-cutanées de phosphate de créosote ressemble très approximativement à celles que nous venons de relater. De temps à autre, nous avons dû suspendre les injections pendant quelques jours lorsque nous avons observé un peu de diarrhée ou des coliques intestinales. Ce dérangement de corps disparaissait spontanément dès qu'on a suspendu les injections. Aucun autre accident n'a été remarqué chez nos malades qui tous ont bien toléré le traitement et qui en ont tiré un bénéfice très appréciable. Plusieurs d'entre eux se considèrent comme guéris. Avant de nous prononcer sur ce mot « guérison définitive », il faudra laisser passer plusieurs années pour voir s'il n'y a là qu'une simple trève, une amélioration passagère. Mais ce qui est certain, c'est que cette amélioration existe, est indéniable, et ne peut être attribuée qu'à la médication phospho-créosotée.

Dose maxima du produit.

*
* *

Nous avons soumis, comme nous l'avons dit plus haut, onze malades au tanno-phosphate de créosote. Ce médicament douloureux à l'injection a été absorbé par la voie gastrique à la dose moyenne et quotidienne variant de 2 à 4 grammes. Nous l'avons conseillé de préférence à des malades atteints au premier degré de la phtisie pulmonaire ou de tuberculose locale primitive (laryngite tuberculeuse, ulcérations tuberculeuses de la cavité bucco-pharyngée, arthrite tuberculeuse). Ici, encore, l'influence thérapeutique de l'agent médicamenteux a été très sensible et l'effet

Le tanno-phosphate de créosote.

produit, quoique plus lent, a été très manifeste, non seulement au point de vue des lésions tuberculeuses qui se sont amendées, mais aussi au point de vue général qui s'est bien amélioré. Chez plusieurs malades que nous avons pu revoir par intermittence, les urines ont atteint un degré d'hyperacidité d'autant plus grand que la dose de tanno-phosphate de créosote absorbée était plus importante. Chez aucun d'eux, le médicament n'a produit d'accident, quel qu'il soit.

* *

Les composés phosphorés sont très bien tolérés.

Après avoir soigné un si grand nombre de tuberculeux, nous pouvons donc affirmer que la tolérance de l'organisme pour le phosphate de créosote est grande. Ce produit n'est ni caustique, ni irritant pour les voies digestives, on peut même dire qu'il n'est pas toxique puisque M. Boureau en a donné pendant un mois une dose quotidienne de 6 grammes à des enfants, dose que Lorot chez des adultes a poussée jusqu'à 15 grammes en injections hypodermiques et 16 grammes par la voie gastrique.

Personnellement, nous ne sommes pas partisan des doses exagérées qui amèneraient de l'amaigrissement, des poussées congestives et de l'emphysème. Il est certain, d'une part, qu'on peut donner le phosote à hautes doses, à doses massives plutôt, et qu'on n'atteint pas pour cela l'intolérance toxique. Et cela se conçoit si l'on songe que l'acide phosphorique est infiniment moins toxique qu'on ne le supposait, et que M. Joulie en a pu administrer sans inconvénients des doses qu'on serait tenté de considérer comme formidables.

· · ·

D'autre part, il semble y avoir accumulation du médicament, ce qui explique les symptômes d'intolérance qu'une administration inconsidérément prolongée finit par provoquer. Cette apparition de l'intolérance est hâtée, comme nous le disons ci-dessus, par l'association dans le traitement d'autres médicaments, en particulier de l'arsenic. Il y a donc intérêt, si l'on veut se ménager la possibilité d'une médication longtemps continuée, de se maintenir dans les doses moyennes qui, d'ailleurs, sont remarquablement efficaces. Ces doses moyennes (3 à 5 gr. *pro die*) n'entraîneront pas l'amaigrissement, la perte de poids que Lorot déclare avoir maintes fois constatés.

Les composés phosphorés s'accumulent.

Cette désassimilation est une preuve de l'efficacité de l'acide phosphorique, agent activant par excellence des combustions et des échanges et provoquant un fonctionnement intensif des voies éliminatoires. Grâce à lui, c'est vraiment, selon l'expression consacrée, un coup de fouet qu'on donne à l'organisme. Il faut seulement savoir le manier et le doser juste assez pour que l'organisme en reçoive seulement une activité cellulaire utile, limitée en deçà des frontières où la déperdition commence.

· · ·

A cet égard, il sera profitable de faire alterner comme dans le traitement antisyphilitique, les périodes de médication et les périodes de repos.

Le phosphate de créosote rappelle un peu, en effet, comme mode d'action, le mercure; comme lui, il peut produire à lointaine échéance des effets d'accumulation. C'est un médicament à longue portée qui continue d'agir, même dans la période de repos, et dont l'assimilation comme l'élimination se poursuivent pendant les intervalles de trêve. A ce titre, son action est incomparablement supérieure, beaucoup plus effective que celle des autres sels créosotés.

D

Posologie. — Modes d'Administration.

Le traitement sera donc intermittent, Lorot recommande alternativement cinq jours de traitement, cinq jours de repos. Si l'on donne des doses dépassant la moyenne, il est d'avis de ne pas les renouveler pendant un temps proportionnel à l'élévation de ces doses.

Il nous semble que, ainsi partagé, l'emploi du temps thérapeutique, si l'on peut dire, fait une part trop petite au médicament. Ce n'est pas ainsi que l'on donne le mercure, par exemple, ce type des médicaments à prescriptions intermittentes. Et, dans la syphilis, les trêves de repos destinées à éviter l'accumulation du mercure sont tout autrement échelonnées. On commence par « tâter » la susceptibilité du sujet; et s'il supporte bien les doses faibles, rapidement on atteint une moyenne élevée. L'accoutumance aux doses progressives se fait vite. Si l'on divise le temps de traitement par mensualité, nous sommes d'avis d'employer la première semaine à faire l'épreuve de la tolérance et de l'accoutumance pour atteindre, au bout de huit jours, la moyenne active à laquelle on se maintiendra quotidiennement pendant la quinzaine suivante. Et l'on ne cessera l'usage du médicament que pendant toute la dernière semaine du mois. Trois semaines de traitement, dix jours de repos, telle nous apparaît la meilleure répartition du temps de traitement.

Que si, par exceptions très rares, on avait à faire à un malade dont la susceptibilité fût grande, les effets d'accumulation rapides — soit par suite d'émonctoires insuffisants, soit par suite d'une inertie cellulaire, fonction d'une cachexie prononcée — nous aimerions mieux dans ce cas, au lieu de prescrire cinq jours de médication pour cinq jours de repos, doser autrement cette répartition du traitement, et faire alterner les journées de repos et les journées de traitement. On éviterait sûrement de cette façon les effets d'into-

lérance, d'accumulation et de saturation. Les émonctoires seront ainsi « entraînés » sans surmenage à
faire leurs fonctions bi-quotidiennes, et suffiront sûrement à l'élimination des déchets.

M. Boureau, d'ailleurs, chez les enfants, prescrit
actuellement le phosphate de créosote à la dose de
3 grammes, alternativement dix jours de traitement,
dix jours de repos. Le phosphate de créosote peut se
prendre en nature à la dose de une cuillerée à café
par jour, en deux fois, dans une tasse de lait après les
repas. Comme il est visqueux à la température ordinaire, on augmente sa fluidité en le chauffant au bain-
marie, ou en l'additionnant de 1/10 d'alcool à 95°.

*
*　*

*Différentes
formules.*

Un mode d'administration commode pour le malade est la forme capsulaire. Il existe des capsules
dosées à raison de : 0,50 centigrammes de phosphate
de créosote ; on en donnera de cinq à dix par jour.

Brissonnet donne les phosphate et tanno-phosphate de créosote en émulsion, selon la formule :

Phosphate ou tanno-phosphate de créosote.　25 gr.
Sirop de fleurs d'oranger...................　70 »
Gomme arabique...........................　10 »
Eau dist. de fl. d'oranger q. s. p..........　125 »

De cette émulsion au 1/5, il prescrit cinq à six cuillerées à café par jour, chaque cuillerée contenant
1 gramme de phosphate.

Il associe également les médicaments phospho-créosotés à l'huile de foie de morue.

Phosphate de créosote........ 10 gr.
Huile de foie de morue........ 140 —

Comme le tanno-phosphate donne une émulsion incomplète, LOROT formule :

Tanno-phosphate de créosote... 10 gr.
Alcool à 95°.................... 1 —
Huile de foie de morue........ 140 —

Une cuillerée à bouche contient 1 gr. de tanno-phosphate.

Enfin, la voie d'introduction que, pour notre part, nous préférons est la voie hypodermique, à laquelle le phosphate se prête si facilement : pas de douleur — antisepsie particulièrement facile, car le médicament antiseptique par lui-même, ne détermine jamais ni œdème inflammatoire, ni abcès à cause de sa diffusibilité rapide et parfaite par le tissu cellulaire. La dose moyenne est de 3 à 5 gr. par jour ou tous les deux jours ; pour que le médicament prenne une fluidité nécessaire à la rapidité de l'injection, on peut, au moment de charger la seringue, le faire tiédir au bain-marie, et l'injection se fait aussi facilement que si l'on injectait de l'eau distillée. Nous injectons le médicament profondément dans la masse musculaire des fesses et jamais nous n'avons eu à déplorer le moindre accident local. Au bout de trois semaines nous suspendons le traitement pendant une dizaine de jours, puis nous recommençons une nouvelle série d'injections ; nous soignons ainsi de nombreux malades dont nous avons rapporté quelques observations, et sauf certains accidents inoffensifs, qui indiquent la saturation, nous n'avons jamais eu de reproches graves à adresser à cette médication.

CHAPITRE V

Le Phosphite de Créosote

A côté du phosphate de Créosote, il convient d'étudier un autre éther, le phosphite qui fut préparé pour la première fois par Ballard, de Montpellier, en 1894.

Le phosphate de créosote correspond à l'éther de l'acide phosphorique. Le phosphite est celui de l'acide phosphoreux.

A

Étude chimique.

Ballard en décrit ainsi la préparation : « Je me suis adressé au trichlorure de phosphore ; et j'ai fait agir ce chlorure sur les composés sodés de la Créosote. Pour préparer ce corps, on met 120 grammes de Créosote avec 75 grammes de soude en solution alcoolique dans un ballon *ad hoc.*

On fait agir peu à peu le trichlorure et l'opération est continuée comme pour le phosphite de gaïacol. La solution alcoolique est évaporée, puis reprise par l'alcool absolu. Elle abandonne par évaporation le phosphite de créosote sous forme d'un liquide très épais. »

Le phosphite de créosote est donc un mélange d'éthers phosphoreux des phénols composants de la Créosote.

C'est un liquide visqueux de D — 1224, jaune rougeâtre, tenant en suspension des cristaux de phosphite neutre de gaïacol qui en altèrent la transparence. Chauffé légèrement, il devient limpide. Son odeur rappelle celle de la Créosote très atténuée. Sa saveur est chaude, sans être caustique, très supportable, et qui disparaît rapidement.

Préparé avec de la Créosote répondant aux exigences du Codex, le phosphite de créosote contient 9,5 de phosphore sous forme d'acide phosphoreux combinés à 90 o/o de Créosote.

Un gramme de phosphite représente o gr. 38 de biphosphate de chaux et o gr. 47 de phosphate tricalcique.

Il est légèrement soluble dans l'eau et bien soluble dans l'alcool, l'éther, le chloroforme et la glycérine.

.·.

Propriétés biologiques.   Les propriétés biologiques en ont été étudiées par MM. VEDEL et BALLARD.

Ils en ont fait prendre à des chiens des doses journalières de 4 à 6 gr. dans du lait sans que les animaux en aient été incommodés.

Le lapin a supporté 35 grammes d'huile phospho-gaïacolée au 1/15, soit 2 gr. 3 de phosphite de gaïacol en une seule séance.

Le chien, dans les mêmes conditions, a supporté 100 et 120 c./c., c'est-à-dire de 6 à 8 gr. de phosphite de gaïacol. VEDEL et BALLARD ont établi que, pour le chien, le phosphite de gaïacol n'était toxique qu'à 16 grammes 6.

LOROT, faisant les mêmes expériences sur le cobaye, a pu, en partant de o gr. 20 de phosphite de créosote en solution huileuse au 1/5, administrer progressivement et journellement jusqu'à 1 gramme de phosphite en une séance, sans inconvénients immédiats. Mais le cobaye qui, le 31 juillet, premier jour de l'expérience, pesait 513 grammes, a maigri d'une façon continue, bien qu'on ait cessé les injections le 8 août, et ne pesait plus, le 3 septembre, que 428 grammes.

B

Action physiologique

M. FONZES-DIACON a montré que le phosphite de créosote est entièrement assimilé et éliminé lentement par les poumons, les reins et la peau.

Lorot, afin d'étudier son influence générale sur la
nutrition, et, en particulier, son élimination, a analysé
les urines des malades soumis au traitement par le
phosphite de créosote. Voici le résumé des résultats
auxquels il est arrivé :

Chez une malade qui avait pris journellement six
capsules de phosphite, soit 1 gr. 80, l'urée et les
chlorures sont restés à peu près stationnaires. L'acide
phosphorique a légèrement diminué. L'urée était
éliminé en très petite quantité et d'une façon tout à
fait anormale, 15 grammes au lieu de 25 grammes
en vingt-quatre heures ; les chlorures étaient restés
très bas : 2 gr. 3 au lieu de 12 grammes, chiffre
normal.

Chez une autre malade qui prit régulièrement
12 capsules de phosphite de créosote, soit 3 gr. 60
du médicament, Lorot a constaté les résultats suivants :

	1re Analyse	2e Analyse	3e Analyse
Volume..	0,500	0,750	0,750
Couleur..	rouge	.....	.....
Urée.....	21,5	17,5	18,5
Nacl.....	11	11	8,25
P^2O^5.....	3,3	1,46	2,07
Albumine.	traces	....	....

La faible quantité d'albumine contenue dans
l'urine n'a pas été influencée par le phosphite ; le
filtre rénal n'a donc pas été irrité, contrairement au
phosphate, dit Lorot, qui, dans un cas semblable, a
amené une albuminurie aiguë, 7 gr. par litre.

LOROT conclut que le phosphite de créosote n'a que peu d'influence sur la nutrition, et ce qui est important, c'est de savoir qu'il peut provoquer un amaigrissement rapide surtout marqué au début du traitement mais qu'on arrive à juguler, si on sait le doser.

LOROT a vu un cobaye, sous l'influence de 1 gr. de phosphite de créosote, subir une perte de poids de 17 gr. en deux jours.

Le phosphite de créosote est très rapidement assimilé et éliminé. En moins d'une heure et demie, on le retrouve dans l'urine. Il faut que la saponification soit intense dans le gros intestin, comme l'a montré M. FONZES-DIACON, puisque chez des malades auxquels il donnait 1 gr. 20 de phosphite de créosote dans 300 grammes de lait en lavement, le lavement n'était gardé qu'une heure un quart ; on retrouvait 1/3 de la Créosote dans les urines de vingt-quatre heures.

*
* *

En résumé, ce qui caractérise la physiologie du phosphite de gaïacol, c'est :

Caractéristique physiologique du médicament.

1° *Sa faible toxicité;* son équivalent toxique en injections intra-veineuses est très faible puisque DIDE et WEILL ont pu injecter impunément à un lapin de 2 kilos 0 gr. 25 de phosphite de créosote dans 6 Cc 5 de sérum artificiel ;

2° *Sa faible saponification:* in vitro, elle est instantanée au contact d'une solution de soude : la créosote du phosphite de créosote est régénérée et il se forme des phosphites alcalins.

Dans l'organisme, les expériences et les analyses de FONZES-DIACON ont montré qu'elle n'est pas moins intensive, puisqu'une heure après l'administration d'un lavement au phosphite de créosote, on peut déceler dans l'urine la Créosote en quantité appréciable.

3° *L'élimination du phosphite de créosote est régulière et sans accumulation.* « Pour qu'un éther, dit FONZES-DIACON, puisse avoir sur l'organisme une action comparable à celle du gaïacol ou de la Créosote, il faut d'abord qu'il soit saponifié dans le tube digestif. On pourra dire alors : un éther quelconque de la Créosote pourra d'autant mieux lui être substitué que sa saponification sera plus grande, saponification qui sera mesurée par le rapport qu'il y aura entre la quantité de créosote retrouvée dans les urines et celle qu'on y aurait retrouvée après l'absorption du gaïacol ou de Créosote pure. » Or, en vingt-quatre heures, en moyenne 65 o/o de Créosote sont éliminés, et, dans le même temps, la Créosote administrée à l'état de phosphite est éliminée pour 55 o/o. Il y a donc concordance entre le phénomène de l'élimination de la Créosote et du phosphite ;

4° Mais, plus encore que le phosphate de créosote, le phosphite peut, dans certains cas, surtout au début du traitement, provoquer *un amaigrissement* qui commande d'en surveiller avec soin l'emploi.

C

Etude clinique

Les faits cliniques de l'action du phosphite de créosote ont été surtout étudiés par le Dr BALLAND, de Montpellier (Thèse de 1894), et FONZES-DIACON (Thèse de Paris, 1897). Plus récemment, LOROT (Thèse de Paris, 1900) a définitivement mis au point l'étude clinique de ce polyéther créosoté. Ses conclusions sont les suivantes :

« Le phosphite de créosote combat énergiquement l'infection tuberculeuse, propriété qu'il doit probablement à la forte proportion de Créosote, 90 % qu'il contient. C'est un antitoxique très puissant et admirable. Chez un bacillaire qui était porteur d'un abcès froid au poignet, sous l'influence d'une dose journalière de 1 gr. 20 de phosphite de créosote, nous avons observé une rétrocession et une résolution assez rapide, sans aucune intervention chirurgicale.

« Il diminue l'expectoration qu'il modifie comme le phosphate de créosote; les crachats deviennent mousseux, aérés. Parallèlement, la fièvre disparaît, les sueurs diminuent et la toux devient moins fréquente et surtout moins pénible. Il semble y avoir une légère augmentation des forces et un retour de l'appétit.... Mais, en général, le phosphite à doses continues n'influence pas sensiblement la nutrition ; on n'observe que rarement une augmentation du poids qui reste stationnaire et parfois diminue. Des doses élevées et continues agissent comme les phosphates et amènent un amaigrissement et une perte de poids. Comme les phosphates de créosote, le phosphite engendre assez souvent de l'insomnie et produit quelquefois des poussées congestives. Mais, contrairement à ces derniers, le phosphite pur est caustique et irritant pour les muqueuses, comme on peut aisément s'en convaincre en en mettant une goutte sur la langue. A doses un peu élevées, il amène parfois de la diarrhée qui oblige de suspendre le traitement. »

Lorot associe l'emploi du phosphite à celui du carbonate de créosote qui en neutralise les effets nocifs et augmente son pouvoir reconstituant.

* * *

Comparaison du phosphate et du phosphite.

Faut-il, cliniquement, préférer le phosphite au phosphate ?

Le phosphite a. sur le phosphate certains avantages. Il ne produit pas les effets d'accumulation phosphorée que nous avons relatés à propos du phosphate. Ce serait un encouragement à le continuer longtemps, au moins à faibles doses. Malheureusement, il accélère tellement les fonctions de nutrition — désassimilation surtout, ce qui explique son action sur l'appétit et les effets apéritifs qu'on lui reconnaît — que cette accélération se chiffre souvent par une diminution des recettes, et que l'amaigrissement est la conséquence d'un traitement trop soutenu à doses élevées. Certes, il réveille toutes les fonctions de l'organisme. Il met en circulation une quantité de matériaux qu'aucun autre médicament ne serait capable de mobiliser à ce point. L'activité des échanges est accrue dans une proportion à laquelle n'atteint aucun autre produit. Mais tout n'est pas bénéfice dans ce « coup de fouet » donné à l'organisme. Les acquisitions profitables et durables, les transformations des matériaux d'injection en instruments utiles supposent à côté d'une activité cellulaire qui représente l'état dynamique des fonctions, un repos qui fixe les acquisitions, qui assimile et incorpore les matériaux résultant du circulus des échanges — et qui enrichit l'état statique de l'organisme des matériaux assimilés et transformés en vue de cette incorporation. Or, c'est à cet égard que le phosphite de créosote se montre insuffisant. Lui seul est incapable de compléter l'œuvre de rénovation cellulaire qu'il provoque. Il remue les matériaux, mais ne suffit pas à les édifier pour les incorporer définitivement dans les travaux des tissus. Il augmente les dynamiques et l'activité cellulaire de l'économie. Il n'en fait pas bénéficier réellement l'organisme. Il ressemble à ces « brasseurs » d'affaires, à ces négociants qui usent tous leurs efforts dans des trafics plus brillants, plus nombreux que profitables. C'est de l'agitation stérile. Et le phosphite est, somme toute, un médicament qui, lui aussi, semble dépasser le but. Sous prétexte de réveiller l'orga-

nisme, il prive la cellule du repos qui lui est indis-
pensable pour fixer les éléments qu'elle élabore pendant sa période d'activité. Médicament incomplet,
par conséquent, qui répond à des indications bien
nettes; mais qui, encore une fois, ne se suffit pas à
lui-même.

*
* *

*Le phosphite
est
un médicament
incomplet.*

C'est pourquoi LOROT a raison d'en compléter
l'action par celle d'un médicament de tout repos,
moins actif peut-être, moins brillant pourrait-on dire
mais de plus longue portée, par le carbonate de créosote.

L'un, le phosphite, pour rappeler une expression de PIDOUX, est un médicament qui « blanchit »
l'autre, un médicament qui restaure.

Aussi, même incomplet, est-ce un produit des
plus précieux, surtout dans ces formes lentes, torpides comme on disait autrefois, de la tuberculose ;
— Chez ces phtisiques gras qui n'en poursuivent pas
moins, au milieu des apparences de la santé, l'évolution de leurs lésions — et sur l'état desquels un embonpoint persistant peut prêter à illusion et abuser
même le médecin. Ce type du tuberculeux se rencon-
tre encore plus souvent qu'on ne le croit, surtout chez
la femme. Et ce type vénitien, la fausse chlorotique
sur laquelle LANDOUZY a insisté avec raison, rentre
souvent dans cette catégorie de malades, de tuberculeux qui sont souvent fort atteints et qui ne le paraissent pas.

Chez eux la nutrition est tellement ralentie, les échanges si peu actifs, les combustions si incomplètes qu'en dépit de l'action déperditive du bacille et de ses toxines, l'embonpoint persiste. Faut-il s'en applaudir, et la phtisie torpide ne vaudrait-elle pas mieux, à tout prendre, que la tuberculose à forme érétique et consomptive ?

La vérité est que ni l'une ni l'autre ne sont bonnes. La phtisie torpide représente, vis-à-vis du terrain sur lequel elle évolue, une tare, une déviation, une dystrophie au même titre que la tuberculose consomptive chez les phtisiques érétiques.

* *

Ici et là, c'est la nutrition qui est atteinte ; c'est la nutrition qu'il faut changer. Le tuberculeux gras n'a que faire de sa surcharge graisseuse qui ne le protège en rien, quoi qu'on ait pu dire, contre la consomption et la déchéance finale. C'est un tissu parasite qui ne peut que tromper sur son véritable état ; et qui, d'ailleurs, représente, pour son compte, une dégénérescence commune à beaucoup de cachexies. Il faut donc lutter, non pas contre l'obésité qui, à vrai dire, est rarement gênante chez le phtisique, mais contre la moindre activité cellulaire que cette surcharge, coïncidant avec des lésions tuberculeuses, témoigne avec évidence. Le tuberculeux gras continue de se tuberculiser malgré sa graisse, parce que sa nutrition est ralentie, les échanges retardés, les oxydations et les hydratations incomplètes. Dans ce

Le phosphite est indiqué chez les phtisiques gras.

cas, le phosphite de créosote est vraiment le médicament de choix. Il modifie le terrain sur lequel évolue la tuberculose torpide. Comme on n'a pas à redouter, mais, au contraire, à rechercher cette activité fonctionnelle qui, chez d'autres malades, pourrait dépasser le but et compromettre gravement les acquisitions nutritives, le phosphite de créosote provoquera, chez les tuberculeux gras, les phtisiques torpides, les phymateux, les strumeux et tous ceux qui rentraient dans l'ancien cadre nosologique de la scrofule, un circulus, un véritable trafic d'échanges, qui les aidera à éliminer leurs toxines et qui apportera dans leur constitution des modifications humorales opposées à celles qui ont permis l'éclosion et la pullulation du microbe pathogène.

* *

Phosphate et phosphite sont deux produits voisins.

En résumé, phosphate et phosphite de créosote sont des médicaments voisins, de même nature, de même ordre, mais que, cliniquement, il faut bien se garder d'identifier. Car ils ont des effets, sinon opposés, au moins bien spéciaux et qui leur donnent une individualité thérapeutique définie.

Le phosphate de créosote est le polyéther qui convient à l'immense majorité des tuberculeux et qui doit être employé chez eux, selon les indications d'alternance que nous avons données.

Le phosphite ne s'applique qu'à une variété de tuberculoses, aux tuberculoses lentes et torpides, que rien ne paraît pouvoir faire dévier de leur marche lentement, doucement, mais sûrement, obstinément fatale. Il provoque dans l'organisme une réaction qui peut être salutaire, intense toujours, mais qu'il faut savoir mesurer, proportionner, doser, diriger surtout. Il faut, dans certains cas, savoir faire intervenir le phosphite lorsque l'organisme paraît comme s'endormir dans son mal. Mais il en faut surveiller l'emploi, en corriger les effets, les compléter par d'autres composés, le carbonate, par exemple. L'un prépare, l'autre récolte.

D

Mode d'emploi

Le phosphite de créosote est irritant pour les muqueuses et un peu caustique. On ne peut donc, comme le carbonate ou le phosphate, l'employer pur. Il convient de l'émulsionner dans du lait ou dans l'huile, ou de le donner en capsules gélatineuses contenant de 3o à 5o centigr. de médicament, et à raison de 2 à 5 gr. par jour.

Lorot le donne volontiers en élixir, l'alcool atténuant ses effets caustiques :

Phosphite de créosote....... 10 gr.
Elixir de Garus............. 15o —
Rhum. ... . 15o —

Une cuillerée à café renferme o gr. 5o de phosphite ; on en prendra 3 à 6 par jour.

GRASSET, de Montpellier, le donne plutôt en lavement, et fait précéder, comme toujours, d'un lavement évacuateur :

Laudanum de Sydenham ...	V gouttes.
Phosphite de créosote......	2 à 3 gr.
Jaune d'œuf............	N° 1
Huile d'olive............	3o gr.
Lait....................	15o —

On prend ce lavement le matin.

Mais la méthode la plus avantageuse est certainement la méthode hypodermique. On se sert alors d'une solution de phosphite dans l'huile de pied de bœuf à 3 pour 10. On peut injecter par séance de 2,3 à 5 gr. de phosphite et faire plusieurs séances quotidiennes de suite, car le phosphite étant rapidement absorbé et éliminé, on n'a pas à craindre, comme avec le phosphate, les inconvénients de l'accumulation.

Par conséquent, les indications et le mode d'emploi du phosphite nous semblent très nets.

Le phosphite convient aux tuberculoses torpides et ne convient guère qu'à elles. Mais alors, il se montre très efficace contre l'infection tuberculeuse. On le prescrira de préférence en injections hypodermiques, incorporé à l'huile de pied de bœuf à raison de 3/10, de 3 à 5 gr. par jour, en alternant les jours d'injection et de repos, en se reposant après 5 injections consécutives.

CHAPITRE VI

Valérianate de Créosote

Nous allons étudier maintenant une série d'éthers créosotés qui ont été jusqu'à ce jour moins employés que les sels précédents et qui, récents pour la plupart, appellent encore des expériences et des observations cliniques avant qu'on puisse se prononcer sur leur valeur.

De même qu'au chapitre précédent, nous avons établi que la médication phospho-créosotée, surtout sous forme de phosphite, convient plus spécialement à la tuberculose lente, torpide, aux scrofuloses, comme on les appelait autrefois — de même il nous semble que le médicament de la phtisie érétique, de la phtisie des nerveux chez qui les réactions tuberculeuses sont parfois si intenses, est le Valérianate de créosote.

Ce polyéther de la créosote fut découvert par G. Wendt, de Berlin, et expérimenté pour la première fois, en 1896, par le docteur Grawitz, dans le service du docteur Gerhardt, professeur de clinique médicale à la Faculté de Médecine de Berlin. Citons parmi ceux qui l'ont employé les docteurs Zinu, Woodburg, Gayle, Briggi, etc.

* * *

Étude chimique et biologique.

Woodburg en a indiqué ainsi la préparation. On fait le mélange suivant :

Créosote.............. 15 parties
Acide valérianique....... 20   —
Bichlorure de phosphore . 7   —

On chauffe au bain-marie jusqu'à ce qu'il ne se dégage plus de vapeurs chlorhydriques. On lave ensuite avec une lessive de soude à 3 o/o, on agit avec la benzine, et après avoir chassé celle-ci, on soumet à la dessication.

Ainsi préparé, le valérianate de créosote est un mélange d'éthers valérianiques acides de la créosote.

Il rappelle le goût de la créosote et aussi l'odeur aromatique de l'acide valérianique. C'est un liquide huileux, très fluide, légèrement jaunâtre, qui n'est ni toxique, ni caustique, bouillant à 260° à la pression atmosphérique ; insoluble dans l'eau, soluble dans l'alcool, l'éther, la benzine, contenant enfin 68° environ de créosote.

Lorot a fait avec le valérianate des expériences biologiques sur le cobaye, d'où il résulte que, comme tous les éthers de la créosote, le valérianate à trop hautes doses amène un amaigrissement continu jusqu'à la mort, qui survient quand l'animal a perdu environ 40 o/o de son poids, mais que le valérianate de créosote n'est ni toxique ni caustique.

Le valérianate de créosote se dédouble dans le tube digestif en ses deux composants : acide valérianique et Créosote. Cette décomposition s'effectue facilement sans qu'il soit nécessaire pour l'expliquer de faire intervenir les produits de fermentation. Wainwright suppose même que le valérianate passe directement dans la circulation et ne serait décomposé qu'après son contact avec les alcalins du sang, comme le prouve l'odeur de créosote immédiatement consécutive à une injection de valérianate.

*
* *

Nous avons dit que c'était le Docteur Grawitz, *Étude clinique.* de Berlin, qui, le premier, avait expérimenté, en juillet 1896, le valérianate de créosote dans la clinique du Docteur Gerhardt, de Berlin. A 35 tuberculeux, il l'administra sous forme capsulaire et il fut bien supporté.

Après le Docteur Grawitz, le Docteur Zinu, dans le même service d'hôpital, expérimenta le valérianate de créosote dans 80 cas variés de tuberculose. Il donnait le produit en capsules de 0 gr. 20, à raison d'une ou deux capsules trois fois par jour ; le traitement était continué parfois pendant plusieurs mois.

La clinique s'est montrée favorable à cet essai.

Le valérianate est bien supporté par l'intestin, à condition que la capsule gélatineuse ou glutineuse qui l'enrobe ne se désagrège pas prématurément dans l'estomac. Certains sucs gastriques, trop acides sans doute, opèrent la fusion de la capsule dans l'estomac et il peut en résulter des renvois et parfois des nausées.

Avantages du Valérianate de Créosote. Selon le Docteur ANTHONY, le valérianate convient surtout, comme nous le disions, aux formes nerveuses et érétiques de la tuberculose pulmonaire. L'un des avantages, d'après lui, du valérianate, c'est sa parfaite décomposition dans le tube intestinal qui permet l'emploi utile des petites doses. Les meilleurs effets seraient obtenus avec de petites doses variant de 1 gramme à 1 gr. 5, tandis que le carbonate de créosote, moins régulièrement décomposé et assimilé, d'action variable, par conséquent, selon les réactions intestinales du malade, doit être donné à doses bien supérieures.

ANTHONY lui trouve encore comme avantages ses effets toniques sur le cœur et le système nerveux, la stimulation de l'appétit, l'amélioration de l'état général.

Le Docteur J.-F. WAINWRIGHT rapporte trois cas de phtisie traités par le valérianate, accompagnés des symptômes habituels, toux, fièvres, frissons, sueurs nocturnes, induration des deux sommets, etc., et qui guérirent avec un traitement au valérianate de 0 gr. 12 à 0 gr. 48 trois fois par jour.

Les docteurs FULLER, GRAY, GAYLE se sont bien

trouvés de ce produit dans toutes les variétés de la tuberculose. Pour le docteur GAYLE, le valérianate de créosote est bien supérieur à tous les autres dérivés créosotés. Il présente les avantages suivants : toxicité à peu près nulle, facile décomposition dans l'intestin ; tonique du cœur et du système nerveux ; les petites doses suffisent ; il doit enfin à la présence de l'acide valérianique d'être rapidement absorbé par la peau et en injections hypodermiques. Il fait merveille dans la diathèse strumeuse ; dans l'hypersecrétion bronchique, dans le cas où le malade a tendance aux refroidissements ; il active la nutrition et augmente la portion d'ingesta utilisés.

* *
*

Pour WAINWRIGHT, le valérianate de créosote augmente l'appétit, relève le poids, calme la toux, diminue la fièvre et les sueurs. Grâce à l'acide valérianique, il a une action sédative sur le système nerveux, et permet au malade de se reposer et de dormir. Comme selon WAINWRIGHT, le valérianate est pris immédiatement par le sang et emmené dans le torrent circulatoire, ses effets sont extrêmement rapides, et cela, à doses très petites.

Action rapide du produit, et ses indications.

Le docteur BRIGGI, sur 8 cas de tuberculose pulmonaire soignés par le valérianate, a eu 3 guérisons de formes incipientes, 3 améliorations, un cas de mort où il s'agissait de tuberculose rénale. Mais jamais il ne releva d'augmentation de poids chez les malades. Il conclut :

16

1° Le valérianate peut être donné dans tous les cas de tuberculose pulmonaire;

2° Il est exempt de saveur désagréable et d'effets irritants;

3° Il peut être pris à petites doses pour agir: 3 à 10 gouttes trois fois par jour dans du lait; ou en capsules suffisent pour tous les cas.

Enfin, ses propriétés antiputrides qui permettent de combattre les fermentations anormales du tube digestif et d'influencer favorablement la tuberculose intestinale.

* *

Posologie. Le docteur GRAVITZ donne le valérianate de créosote en capsules à l'enveloppe gélatineuse recouverte de sucre et aromatisée à l'essence de menthe. Chaque capsule contient 20 centigrammes de valérianate de créosote. Il en donne d'abord 3 par jour, puis, progressivement jusqu'à 6, même jusqu'à 9, à condition qu'on fasse absorber beaucoup de lait au malade.

Le docteur ANTHONY ne donne d'abord qu'une capsule et dépasse rarement 3 capsules par jour.

Pour donner le valérianate sous forme liquide, LOROT recommande de le dissoudre dans deux à quatre parties d'alcool à 95°, selon la formule:

        Valérianate de créosote..... 0.20 c/c
        Alcool à 95°............... 0.80 —
        Ol. menthæ. pep........... 0.30 —

Chaque cuillerée à bouche contient 0.80 centigrammes de valérianate. Mêler avec beaucoup de lait et donner trois parts égales *pro die*.

La dose moyenne, d'après Lorot, est, au commencement du traitement, de 0.50 centigrammes,
trois fois par jour. Si l'on donne des capsules de
0.20 centigrammes, commencer par une capsule et
augmenter progressivement la dose jusqu'à 3 capsules, trois fois par jour.

Enfin, comme pour tous les composés créosotés,
la méthode hypodermique nous paraît la méthode de
choix ; on peut l'administrer par cette voie jusqu'à
5 grammes par jour sans inconvénients. Mais, pour
le valérianate, des doses moindres suffisent et une
seringue de Pravaz, matin et soir, constitue une dose
très efficace.

CHAPITRE VII

Phosphate et Phosphite de Gaïacol

Après l'étude complète que nous avons faite du phosphate et du phosphite de créosote, nous n'aurons que peu de chose à dire des mêmes sels de Gaïacol.

Le phosphate de gaïacol est l'éther phosphorique neutre du gaïacol. Il répond à la formule :

$$PO\ (OC^6\ H^4 - OCH^3)^3.$$

Corps neutre, inodore, insipide, d'une saveur légèrement sucrée, soluble dans l'eau et la glycérine, peu soluble à froid dans les huiles, la benzine, soluble dans l'alcool et l'éther. Il fond à 97° et contient 17 o/o d'anhydride phosphorique.

N'est pas attaqué par le suc gastrique, il traverse l'estomac sans modifications et se dédouble dans l'intestin au contact du suc intestinal et des ferments digestifs, en gaïacol et acide phosphorique. Il s'élimine surtout dans l'urine. Moins toxique que le gaïacol, il faut, par la voie stomacale, 2 gr. 40 de phosphate de gaïacol par kilogr. d'animal pour amener la mort chez le cobaye, tandis qu'il suffit d'un gr. 5o de gaïacol. Enfin, la dose de 2 gr. 40 n'est pas nécessairement mortelle. Certains cobayes ont résisté à 3 gr. 5o même 4 gr.

* *

Chez l'homme, à la dose de o gr. 5o à 1 gr., le phosphate de gaïacol donne de bons résultats dans la tuberculose. Les modes d'administration peuvent être : les cachets contenant o gr. 25 de phosphate gaïacolé, à la dose de 2 à 4 cachets par jour.

Emploi thérapeutique.

Les pilules, les capsules gélatineuses, contenant o gr. 10 de phosphate associé ou non à quelques calmants utiles (opium, morphine...), à la dose de 5 à 10 par jour ; en suspension dans une potion gommeuse, en suppositoires au beurre de cacao contenant o gr. 5o à 1 gr. de médicament.

Le phosphate de gaïacol est un bon produit. Mais de même que nous n'avions pas de raison de substituer le gaïacol à la créosote, de même nous n'en trouvons pas de préférer le phosphate de gaïacol à celui de la créosote.

* *

Même remarque pour le phosphite, éther phosphoreux du gaïacol préparé par Balland, et par lui nommé Gaïacophosphal

C'est un produit défini, cristallisé en paillettes blanches. Non toxique, il a les propriétés générales du Phosphite de créosote.

CHAPITRE VIII

Thiocol

———

Sous ce nom abrégé, on désigne l'ortho-sulfo-gaïacolate de potassium. La formule de constitution est la suivante :

$$C^6 H^3 \diagup \begin{matrix} OH \\ OCH^3 \\ SO^3 K \end{matrix}$$

C'est donc un sel potassique de l'acide sulfogaïa-colique. Il a été étudié et expérimenté par ROSBACH, de Vienne; par JACQUET, de Berlin; par MARAMALDI, de Naples; SCHNIRER, de Vienne; C. SCHWARTZ, etc.

* *

C'est une poudre blanche, d'une saveur légère-ment salée, inodore, soluble dans quatre parties d'eau froide, une partie d'eau chaude et qui n'exerce aucune action caustique sur les muqueuses. Selon

Etude physique et chimique.

RosBach et Jacquet, le thiocol n'est pas toxique. RosBach a pu faire prendre à des chiens pendant longtemps des doses considérables (jusqu'à 3o gr. par jour) sans provoquer aucun symptôme d'intoxication. Après six semaines de traitement, les animaux accusaient une augmentation de 1/5 ou de 1/7 sur leur poids primitif.

* * *

Appréciation thérapeutique par Schnirer.

« Les solutions aqueuses de thiocol, dit Schnirer, donnent avec le perchlorure de fer une coloration violette caractéristique qui se change en jaune blanchâtre par l'addition d'ammoniaque. Cette réaction est importante pour distinguer le thiocol d'un isomère toxique, le para-sulfo-gaïacolate de potassium.

« Celui-ci prend au contact du même réactif, une teinte semblable à celle du vin de Bordeaux rouge. A l'aide de cette réaction, j'ai cherché à étudier l'élimination du thiocol par les urines, mais jamais, chez mes malades, je n'ai obtenu de réaction positive. RosBach a montré que cette réaction ne se trouve dans l'urine qu'à la suite de l'administration de doses considérables de thiocol. Cela tient à ce que le thiocol est en grande partie résorbé dans l'organisme. En effet, les expériences de RosBach ont prouvé que plus de 70 % de thiocol injecté est résorbé. La résorption du thiocol est donc plus favorable que celle de toutes les autres préparations créosotées. Un gramme de thiocol renfermant o gr. 52 de gaïacol, on comprend facilement qu'en adminis-

trant 2 à 6 grammes par jour, dont plus de 70 %
est résorbé, on arrive facilement à réaliser le deside-
ratum posé par Paul Guttmann. Si l'on pouvait,
disait-il, introduire dans l'organisme assez de Créosote pour que le sang en contienne un certain temps
1 pour 4000 de sa masse totale (c'est-à-dire environ
1 gramme en circulation dans le sang) la pullulation
des bacilles dans l'organisme pourrait cesser, c'est-à-
dire faire circuler dans le sang plus de 1 gramme
de gaïacol. »

*
* *

Des études cliniques publiées par Maramaldi, *Etude clinique.*
Schnirer, etc., il semble résulter que le sulfogaïaco-
late de potassium est un médicament excellent à
opposer à la tuberculose pulmonaire. Il diminuerait
la fièvre, les sueurs profuses, la toux et l'expectoration, les douleurs thoraciques, améliorerait la nutrition générale, relèverait l'appétit.... « Etant donné,
dit Maramaldi, que jusqu'ici on emploie, sur une
grande échelle, pour le traitement médicamenteux
de la tuberculose, les préparations de Créosote et de
gaïacol, il nous paraît logique de donner la préférence au thiocol qui est soluble, qui peut être facilement absorbé, qui n'est pas irritant et qui est très
efficace. »

*
* *

*Appréciation
personnelle.*

Nous n'avons ni à confirmer ni à infirmer ces conclusions, notre expérience du médicament n'étant pas suffisamment étendue pour nous prononcer à son endroit. Ayant soigné cependant un petit nombre de phtisiques avec du thiocol pris à la dose de 6 gr., nous avons constaté que l'action du médicament est beaucoup moins rapide, moins efficace que celle de certaines combinaisons phosphorées de la Créosote et du gaïacol. Je ne vois donc pas de motif pour leur préférer le thiocol. Et j'en vois un, au contraire, d'adopter les éthers phosphorés de la Créosote : c'est l'acide phosphorique qu'elles mettent en liberté dans l'intestin et qui, comme nous l'avons déjà montré et comme nous le montrerons encore, joue un rôle important, le rôle prépondérant peut-être dans le mode d'action de la médication phospho-créosotée.

Une remarque qui nous paraît très importante, et qui n'a été signalée par personne jusqu'à présent, c'est que le thiocol est rejeté de l'organisme sans subir de modification. Nous sommes donc en droit de nous demander quelle action thérapeutique cet agent chimique, qui ne subit aucune transformation, peut exercer sur l'organisme tuberculeux ??

Quoi qu'il en soit, la dose quotidienne de thiocol varie de 1 à 3 gr. SCHWARTZ a donné sans inconvénient de 10 à 15 gr. MARAMALDI trouve qu'au-delà de 4 gr., le médicament est mal toléré.

CHAPITRE IX

Camphorate de Créosote.

« Le camphre, écrit LOROT, étant un puissant antiseptique pulmonaire, d'autant plus utile que sa voie d'élimination principale est précisément le poumon, l'idée nous est venue de l'associer à la Créosote.

La réalisation a été obtenue par la combinaison de l'acide camphorique avec la Créosote, obtenue par M. A. LOROT, chimiste à Paris. »

*   *
*   *

C'est un liquide huileux, inodore, d'une densité de 1056 à 15°.

Il a une très faible odeur de créosote et une saveur un peu chaude suivie d'une sensation de fraîcheur agréable. Il est très légèrement caustique quand il est pur. Insoluble dans l'eau, il est soluble dans l'alcool, l'éther, la benzine, le chloroforme, la glycérine.

Propriétés chimiques et biologiques.

LOROT, qui l'a expérimenté, a trouvé que le camphorate de créosote était toxique pour le cobaye à raison de 1 gramme par kilogramme d'animal.

Le dédoublement de ce produit doit être très rapide dans l'organisme puisque l'injection est suivie, pour le malade, de l'apparition presque immédiate d'un goût de créosote dans la bouche. Son élimination est très rapide et se fait par toutes les muqueuses, surtout par la muqueuse pulmonaire. Les sécrétions sont activées et notablement augmentées, surtout les sécrétions cutanée et pulmonaire.

* *

Les injections sous-cutanées de camphorate.

LOROT rapporte que GALPERN emploie, depuis plusieurs années, les injections sous-cutanées d'un mélange de : Créosote, 10 ; camphre, 5 ; éther, 5. Il a remarqué que le camphre atténuait les effets caustiques de la Créosote. Il a fait des milliers d'injections, chez les enfants aussi bien que chez les adultes. Sur 90 malades, 3 seulement sont restés rebelles au traitement.

L'injection est suivie d'un relèvement du pouls, d'une ampleur plus grande des mouvements respiratoires ; elle produit un abaissement thermique de 1° au moins. Au bout de 2 à 4 semaines, la fièvre disparaît, la toux devient très rare, l'appétit et le sommeil deviennent excellents et les sueurs sont supprimées. 30 séances, d'après l'auteur, suffiraient pour guérir la tuberculose au premier degré dans certains cas, et il assure avoir obtenu la guérison même dans des cas de cavernes et d'hémoptysies.

*	*	*

LOROT a pu donner, de façon suivie, le camphorate de créosote dans des cas de tuberculose hémoptoïque : les hémoptysies ont disparu.

« Le créoso-camphre, dit-il, est un sédatif énergique du système nerveux et circulatoire. Il agit sur les centres nerveux et le malade ressent sous l'influence de son administration une sensation de bien-être et de confort auquel il n'était plus habitué. Un avantage précieux du camphorate de créosote, c'est son action sur les névralgies intercostales des phtisiques qu'il calme rapidement et fait définitivement disparaître. Il doit en plus de son action sur le pneumogastrique de calmer et de faire cesser la toux émétique des tuberculeux... L'effet le plus intense du camphorate, c'est son action sur la nutrition, qu'il influence à l'égal du carbonate. Le poids augmente notablement, l'appétit est vigoureusement stimulé ».

*	*	*

Le camphorate de créosote peut être administré en solution huileuse, en capsules, en injections hypodermiques.

En solution huileuse au 1/5, on peut donner une cuillerée à café (1 gr.) par jour, en deux fois, dans une tasse de lait chaud et sucré, après les repas.

On peut faire, au camphorate, des capsules gluti-
neuses contenant o gr. 10 de produit pur : 6 à 12
capsules par jour, en 2 fois après les repas.

Le traitement de choix, ce sont les injections
hypodermiques. C'est lui, selon LOROT, qui provoque
le plus rapidement l'augmentation de poids et de
l'appétit.

CHAPITRE X

Tannate de Créosote

———

C'est une combinaison de : une molécule de tannin
et trois molécules de créosote de hêtre, qui fut découverte dès 1890 par M. Dubois. Le produit se présente
sous forme de poudre amorphe, marron-foncé, hy-
groscopique, soluble dans l'eau, dans l'alcool et la glycérine, insoluble dans l'éther. Il a une faible saveur
et une légère odeur de créosote.

« On attribue au créosal, dit M. A. Robin, des
effets thérapeutiques analogues à ceux de la créosote.
Augmentation de l'appétit et surtout assèchement remarquable des bronches et diminution rapide de la
toux.

« Le créosal agirait d'ailleurs par les deux substances qui le composent : le tannin en raison de ses

propriétés astringentes et toniques ; la créosote, par son action spéciale sur la muqueuse pulmonaire et aussi par son action antiseptique sur la muqueuse du tube digestif.

« Le créosal se dédoublerait lentement comme le carbonate de créosote dans l'estomac et l'intestin, d'où la mise en liberté graduelle de ses deux principes : le tannin et la créosote. Mais cette transformation n'est sans doute pas la seule, s'il est exact que la créosote ne se retrouve ensuite, comme l'indique BALLAND, ni dans les sécrétions, ni dans les urines, ni dans les déjections. L'haleine des personnes qui ont ingéré du créosal n'exhale, en effet, aucune odeur créosotée. Le médicament semble donc se détruire entièrement dans l'organisme. Quant au tannin une partie se transformerait en acide gallique et en triphénol et se retrouverait dans l'urine.

On ne saurait encore aujourd'hui être fixé complètement sur la valeur relative du créosal par rapport aux autres dérivés de la créosote dans le traitement de la tuberculose. »

*
* *

Nouvelles recherches et observations cliniques.

Depuis que cette opinion a été émise, de nouvelles recherches ont été faites sur la valeur clinique du créosal par MM. KESTNER, BŒCKEL, NOGUÉ, A. ROBIN, DEJACE, TOURNIER et surtout par MM. BALLAND et BLIND.

Après avoir relaté les effets curatifs du créosal

dans les bronchites, le docteur BALLAND l'étudie dans un cas de tuberculose pulmonaire avancée :

Obs. — M. X..., 68 ans. Tousse depuis un an et demi; a craché du sang au début. Il maigrit depuis deux mois et perd ses forces.

17 juin 1892. — *A l'auscultation :* râles dans toute la poitrine avec prédominance à droite et plus gros au sommet; dyspnée, sueurs nocturnes, vomissements. La période cachectique est proche.

TRAITEMENT : *3 gr. de créosal par jour; arsenic, viande crue.*

2 juillet. — Le malade ne tousse presque plus. Il mange et sent ses forces revenir. Plus de sueurs nocturnes. Les râles restent localisés au sommet droit. Reste de la poitrine normal.

9 juillet. — Le malade a repris son embonpoint primitif. Il ne tousse plus, ne crache plus. Il monte les marches de l'escalier sans oppression et a repris son travail.

Cette observation montre que le Créosal paraît modifier singulièrement la nutrition des tuberculeux; il serait un excellent remède symptomatique. Nous avons vu ses effets dans une tuberculose avancée, voyons les dans une tuberculose plus jeune comme lésions. Il s'agit d'un de ces cas nombreux de tuberculose à répétition où on observe une guérison rapide, mais trop souvent passagère.

* * *

Obs. — Fils J..., 19 ans, première hémoptysie en 1893. Depuis plusieurs mois, tousse et maigrit; sueurs nocturnes. Matité et râles au niveau de l'omoplate droite.

TRAITEMENT : *Créosal 3 gr. par jour; arsenic, viande crue.*

Au bout d'un mois, le malade ne tousse plus et cesse son traitement. Il part au service fin 1893. Cinq jours après sa présence au corps, il est réformé. Nous le retrouvons avec un faciès vultueux, rosé, amaigri. La toux est persistante et les sueurs nocturnes ont réapparu. Il est en pleine hémoptysie depuis plusieurs jours; gros râles dans toute l'étendue de l'omoplate droite.

TRAITEMENT : *Créosal 3 gr. par jour; arsenic, viande crue.*

La guérison est rapide et progressive. Au bout d'un mois, il n'y a presque plus de signes physiques ni fonctionnels. Mais ce malade reste dans le même local infesté de ses crachats; deux mois après, la toux recommence, précédée d'hémoptysie. Les phénomènes physiques et fonctionnels s'accentuent. Dès lors, la question est jugée par nous, et le malade meurt quatre mois après en pleine cachexie.

*
* *

Le créosal chez l'enfant.

M. BALLAND a étudié les effets du Créosal chez l'enfant, où il se distingue par la rapidité de son action. De graves bronchites auraient été guéries en deux ou trois jours. Les enfants, même en bas âge, l'acceptent sans répugnance. L'observation suivante a trait à un tout jeune enfant émacié.

Obs. — E. Th..., 10 mois, a été prise, à la fin de sa première année, d'un amaigrissement progressif qui l'a conduite à la période extrême de l'athrepsie. Cet état dura plusieurs mois et semblait marcher vers une mort fatale.

La fillette commençait à se remettre, lorsqu'elle est prise d'une bronchite qui prend rapidement une mauvaise allure et la ramène à son état de maigreur. Toux incessante; oppression considérable; la poitrine est remplie de râles sous-crépitants.

TRAITEMENT : *Viande râpée, poudre de viande, terpine*. Résultat nul.

Nous nous décidons à employer le Créosal, malgré le jeune âge.

TRAITEMENT : *Deux cuillerées à café par jour de la solution titrée diluée dans de l'eau sucrée, à prendre par gorgées.*

Le médicament est admirablement supporté. L'enfant l'accepte sans résistance. Au bout de huit jours, le danger est conjuré. La toux diminue et l'enfant reprend. Quinze jours après, l'amélioration est suffisante pour cesser le traitement. Depuis six mois, la guérison est maintenue, et l'enfant est superbe aujourd'hui.

C'est le plus jeune enfant à qui le Créosal a été prescrit. Néanmoins, il n'y a pas eu d'accident, grâce à la dilution du médicament.

*
* *

Le docteur G. Kestner (1), a employé le Créosal chez plus de 75 malades, particulièrement dans 32 cas de tuberculose pulmonaire à toutes les périodes. La dose ordinaire était de 3 gr. de créosal. Elle a été élevée, dans certains cas, jusqu'à 6 gr. par jour. Il n'a jamais observé d'effet toxique. C'est dans les affections des bronches qu'on obtient les meilleurs effets, aussi intenses que ceux de la terpine; diminution des sécrétions bronchiques. Plus le cas est récent et aigu, plus l'effet est intense. Dans le cas de tuberculose pulmonaire récente, il a constaté une diminution de l'expectoration et de la dyspnée, et dans deux cas : diminution de la fièvre, augmentation de l'appétit, amélioration de l'état général, augmentation de poids, diminution d'intensité des signes stéthoscopiques.

Le docteur Blind, de Paris, dit avoir traité une malade tuberculeuse au début par le Créosal. Il propose de donner le remède en cachets, la malade ayant mal toléré la solution. En dix jours, le malade a regagné 3 livres et tousse moins.

Un cas de tuberculose pulmonaire à la troisième période, traité en 1898, est rapporté par le docteur A. Poskin, de Spa (Belgique). Le Créosal à doses croissantes a tari presque complètement l'expec-

____

(1) Le Créosal, nouveau remède contre la phtisie. *Gazette médicale de Strasbourg* (nov.). — *Therapeutische monatsheflte* (nov.). — *Centralblatt für die gesamte therapie* (déc.).

toration purulente. Il a fait diminuer la fièvre hectique et les sueurs nocturnes, en même temps qu'il améliorait considérablement l'état des voies digestives.

Le docteur Tournier, qui a prescrit fréquemment le Créosal à des phtisiques, a publié de nombreuses observations, où il déclare avoir obtenu des améliorations et quelquefois des guérisons.

*\
* *

Le tannate de créosote peut s'administrer en poudre ou en solution.

Modes d'administration

Comme la poudre est très hygrométrique, elle se conserve très difficilement, à moins qu'on lui associe une autre poudre inerte, telle que la poudre de quinquina ou le biphosphate de chaux. On peut alors l'administrer sous forme de cachets ou de pilules. Mais il est préférable de prescrire le médicament en solution libre à 1 pour 15, d'autant plus que le créosal n'a pas un goût désagréable.

Le tannate de créosote est toléré à des doses relativement élevées, de 2 à 5 grammes par jour. Quand l'organisme est saturé par le médicament, on observe un peu de diarrhée ou simplement des nausées. Il est alors utile de suspendre, pendant une ou deux semaines, la médication.

D'après la plupart des auteurs qui ont expérimenté cet agent médicamenteux, son action est aussi rapide qu'efficace.

CHAPITRE XI

Créosoforme.

Le créosoforme est une combinaison de l'aldéhyde formique avec la Créosote. Il a été obtenu pour la première fois par M. Brissonnet (de Tours), en 1898.

C'est une poudre jaune verdâtre, sans odeur ni saveur, non toxique, insoluble dans l'eau et la glycérine.

Il renferme 96 o/o de créosote et 4 o/o d'aldéhyde formique. On peut donc dire que le créosoforme résulte de la combinaison de deux puissants antiseptiques.

Au contact de la cellule vivante, il se décompose graduellement en créosote et aldéhyde formique à l'état naissant. Par là, il réalise l'antisepsie des plaies. Aussi est-ce surtout comme antiseptique chirurgical, comme succédané de l'iodoforme, qu'on a proposé le créosoforme. L'iodoforme et d'autres antiseptiques, comme les solutions phéniquées, présentent, au point de vue de la cicatrisation des tissus et du processus de réparation cellulaire, de sérieux inconvénients ; les plaies sont longues à se cicatriser et c'est ce qui explique que les vieux chirurgiens éprouvent encore une certaine répugnance pour les antiseptiques. Si les solutions antiseptiques détruisent les germes, elles brûlent, en revanche, les tissus pour la plupart ; les cellules vivantes, les capillaires se ratatinent ; la diapédèse est considérablement gênée, et, par conséquent, la cicatrisation est retardée.

D'après les expériences qu'on a faites avec le créosoforme, expériences qui se trouvent consignées dans la thèse du Docteur E. Petit (Paris, 1899), le créosoforme n'aurait pas, sur la cellule vivante, cette action toxique et cette influence retardante sur le processus artériel... En dehors des qualités inhérentes à ce médicament, qui sont la non toxicité, l'absence d'odeur et de causticité, et, disons-le aussi, le bon marché, cette poudre à base de Créosote et de formol pourra nous rendre de précieux services principalement à la campagne, pour les tuberculoses cutanées ou osseuses bien limitées.

* *

Le créosoforme n'est pas toxique.

Dès qu'on a connu cet agent antiseptique, on l'a employé pour les cas les plus rebelles. C'est ainsi qu'on a traité un certain nombre de cas d'ozène et avec un succès relatif, de vieilles plaies rebelles, etc. Les observations rapportées n'étant pas suffisamment probantes, nous préférons les passer sous silence jusqu'à nouvel ordre. M. E. Petit rapporte plusieurs expériences pour démontrer la non toxicité du produit. C'est ainsi que l'auteur a pu faire absorber à un chien, pendant douze jours, de 10 à 20 grammes de créosoforme, sans qu'il ait provoqué aucun accident. Le douzième jour seulement, l'animal eut un peu de diarrhée sanguine qui disparut spontanément au bout de trois jours.

J'ai reproduit moi-même cette expérience chez deux chiens qui ont supporté une dose graduellement augmentée de 1 à 15 grammes. Ce n'est que le vingt-huitième jour chez l'un et le trente et unième jour chez le deuxième animal que cette diarrhée simple se produisit. En moins d'une semaine, le phénomène diarrhéique cessa.

*
* *

M. E. Petit eut également l'occasion d'éprouver la puissance antiseptique du créosoforme dans quinze affections chirurgicales diverses. De ces différents cas, nous ne voulons reproduire que trois observations très intéressantes. *Observations cliniques de M. Petit.*

*
* *

Observation. — Adénite tuberculeuse.

Il s'agit d'un petit enfant de trois ans, E. P., qui présentait à droite dans la région mastoïdienne, une petite adénite suppurée d'origine bacillaire. Ce petit ganglion fut enlevé et l'on vit l'insertion supérieure du sternocléido-mastoïdien. L'opération fut faite le 1ᵉʳ août 1899 et la plaie ne fut pas réunie par première intention, car nous sommes dans notre campagne très défiants, et nous préférons, malgré tous les soins et toutes les précautions, ne pas réunir par première intention.

Nous avons saupoudré la plaie de créosoforme et par-dessus nous avons appliqué un petit morceau d'ouate. Nous avons assisté à la guérison de cet enfant; tous les deux jours, le pansement était renouvelé, et l'on constatait que la plaie opératoire se rétrécissait de plus en plus.

Le petit enfant ne présenta jamais aucun symptôme d'intoxication et, au niveau de sa plaie, nous n'avons jamais constaté aucun tissu d'érythème.

Observation. — Phlegmon périnéphrétique.

Le malade de cette observation est un jeune homme de vingt-sept ans, qui avait un phlegmon périnéphrétique du côté droit, abcès consécutif à un traumatisme datant d'une année. J'incisais avec l'aide d'un de mes confrères cet abcès et une quantité de pus que nous pouvons évaluer à un demi-litre, fit irruption.

Une mèche de gaze imprégnée de créosoforme fut introduite dans la plaie et par-dessus du coton hydrophile. Le pansement fut maintenu par un bandage de toile improvisé. Ce jeune homme resta malade quinze jours, et la plaie ne fut complètement fermée qu'au bout de trois semaines. Dans les deux derniers jours, on n'appliqua que des compresses de tarlatane. Mais malgré la grande quantité de créosoforme introduite dans la plaie, jamais aucun accident ne survint.

***

Observation. — Abcès froid de la paroi thoracique.

Cet abcès froid qui se présentait chez une femme de 24 ans, n'avait aucune origine osseuse, aussi la simple ponction fut-elle pratiquée, et grâce à l'aide de notre petit appareil, nous avons après l'évacuation du pus, lancé du créosoforme par l'ouverture qui avait été faite dans le point le plus déclive ; trois jours après cette petite opération, notre malade revint se faire panser, elle n'avait eu aucun symptôme d'intoxication, nous introduisons à nouveau du créosoforme dans l'intérieur de l'abcès, et huit jours après ce dernier pansement, toute suppuration était tarie et la plaie de la ponction était fermée.

M. Petit cite plusieurs autres cas de fistule simple où le créosoforme lui donna des résultats beaucoup plus rapides que ceux obtenus avec d'autres antiseptiques et particulièrement avec l'iodoforme.

*Opinion
personnelle.*

Nous avons eu l'occasion de contrôler au point de vue clinique ces faits et nous les trouvons absolument exacts. C'est ainsi que nous avons traité par le créosoforme une fistulette mammaire consécutive à l'ablation d'un kyste tuberculeux. Cette fistulette suintait depuis 2 mois malgré l'application de divers antiseptiques appliqués méthodiquement. Nous insufflâmes de la poudre de créosoforme dans le trajet fistuleux et nous couvrîmes en permanence la plaie avec une couche de même poudre. Au bout de 11 jours, la fistule fut tarie et la plaie cicatrisée.

Nous obtînmes le même résultat thérapeutique dans 2 cas de fistule rectale opérés dont la cicatrisation fut assez rapide.

Enfin, un vieillard artério-scléreux vint nous consulter pour une plaie rebelle d'origine variqueuse de la jambe. Cette plaie, qu'on avait déjà soignée avec les antiseptiques les plus divers, se cicatrisa au bout de 27 jours de traitement par le créosoforme.

Tels sont les cas chirurgicaux où nous eûmes l'occasion d'essayer la puissance thérapeutique de cet agent. A l'intérieur, nous avons également administré le médicament à une dose variant de 2 à 5 gr. dans des cas de diarrhée rebelle chez des phtisiques et chez 4 malades, le résultat fut obtenu en moins d'une semaine.

⁂

Action de l'agen

Comment agit le créosoforme à l'intérieur ?

L'examen des urines de malades qui absorbent une certaine quantité de créosoforme décèle la présence de créosote éliminée. Cet agent est donc dédoublé tardivement dans l'intestin en créosote et en aldéhyde formique et il devient aussi un puissant antiseptique intestinal.

Le créosoforme est le composé le plus riche en créosote. Il en contient 96 %, aussi l'appelle-t-on « créosote en poudre ».

A part son emploi chirurgical nous pensons qu'il doit être utilisé dans le traitement de la tuberculose, par la voie stomacale, surtout chez les malades qui se prêtent mal aux injections de phosphate de créosote.

Son absence de goût fait qu'il est facile à absorber. On l'emploie à la dose de 2 à 3 grammes par jour en cachets de 50 centigrammes. Mieux encore on fait aujourd'hui des granulés au 1/5 très agréables et contenant 1 gramme de créosoforme par cuillerée à café.

Les communications orales qui nous été faites indiquent que le créosoforme est efficace contre la tuberculose, et certains le prescrivent aux lieu et place de la créosote.

Nous espérons faire de nouvelles tentatives cliniques de ce produit absolument inoffensif. En attendant nous nous rallions absolument aux conclusions du Docteur Petit.

« Comme nous le disions au commencement de notre thèse, l'emploi des antiseptiques tend de plus en plus à disparaître et nous savons que la plupart des jeunes chirurgiens se contentent d'ouvrir une collection purulente pour donner issue au pus sans laver ou cautériser la cavité où était collecté ce pus.

En effet, nous avons observé au début de l'anti-

sepsie, alors que nous commençions nos études médi-
dicales, des plaies lavées avec les solutions phéniquées
concentrées qui étaient absolument aseptiques, et
complètement recouvertes de bourgeons charnus.
Aussi ces plaies mettaient beaucoup plus longtemps à
se cicatriser que d'autres qu'on laissait un peu sup-
purer; aussi nos maîtres, de vieux chirurgiens de
province, avaient-ils raison jusqu'à un certain point
de montrer une certaine répugnance pour les antiseptiques. En effet, l'eau phéniquée forte est très
caustique: si elle détruit les germes, elle brûle les
tissus, on voit ceux-ci changer de couleur et blanchir
lorsqu'on les lave avec une solution phéniquée un
peu forte; les cellules vivantes, les capillaires se ratatinent, la diapédèse est considérablement gênée et par
conséquent la cicatrisation marche moins vîte.

L'iodoforme et ses succédanés, comme les antiseptiques liquides, tendent à être complètement aban-
donnés. En sera-t-il de même pour le créosoforme ?

Nous osons affirmer que non ; car en dehors des
qualités inhérentes à ce médicament qui sont la non
toxicité, l'absence d'odeur et de causticité et disons-le
aussi le bon marché, cette poudre à base de créosote
et de formol pourra rendre de précieux services principalement à la campagne pour les tuberculoses cutanées ou osseuses bien limitées et nous comptons
publier dans un autre travail le résultat de nos observations. Nous savons que dans la plupart des cas de
tuberculose osseuse, il faut enlever le foyer malade,
faire un grattage de l'os; mais si ces opérations se font
facilement dans les grands centres, il n'en est pas de
même dans les campagnes et les praticiens pourront

bénéficier de la poudre de créosoforme, en se servant du pulvérisateur que nous avons présenté dans notre thèse.

Ils pourront par ce moyen, dans certains cas de tuberculose osseuse des os longs, arriver directement sur la lésion, la saupoudrer de créosoforme et espérer guérir leurs malades, sans avoir à leur parler d'opérations, et toutes les fois que l'on pourra s'en passer, on pratiquera avec bénéfice ces injections locales de créosoforme, sans faire courir tous les risques que comporte tout traumatisme opératoire. Nous espérons d'ailleurs que quelques cas d'amélioration et de guérison totale de tuberculose osseuse seront publiés d'ici quelque temps. »

CHAPITRE XII

Tanno-Créosoforme.

Le tanno-créosoforme est une combinaison d'aldéhyde formique, de créosote et de tannin.

Il contient 4 o/o d'aldéhyde formique, 48 o/o de créosote et 48 o/o de tannin.

Poudre brunâtre sans odeur, ni saveur, non toxique, insoluble dans l'eau et la glycérine, soluble dans l'alcool et les solutions étendues de potasse et de soude.

Les usages thérapeutiques du tanno-créosoforme résultent des propriétés de chacun de ses trois composants : un astringent (tannin) et deux antiseptiques (créosote et aldéhyde formique).

*
* *

Son usage intense ressortit principalement à l'antisepsie intestinale.

Comme astringent, le tanno créosoforme a les

*Indications
thérapeutiques.*

18

mêmes indications que le tannin. Il a sur la muqueuse intestinale un effet certain, anticatarrhal. Même à haute dose, il n'irrite pas la muqueuse intestinale.

Il traverse l'estomac sans être décomposé et ne se dissout que dans l'intestin. On l'emploi avec succès dans les catarrhes aigus de l'intestin, diarrhées, dysenterie, diarrhées tuberculeuses.

Les doses varient suivant l'âge du sujet. Pour les nourrissons, on doit employer 10 à 15 centigr.; chez les enfants, 50 centigr.; chez les adultes de 1 à 3 gr. par jour.

Comme l'usage externe, son pouvoir desséchant et son pouvoir antiseptique l'indiquent dans l'ozène où on a observé des succès thérapeutiques, dans le coryza, les hyperhydroses...

Pour l'ozène, on commence par laver la région à l'eau boriquée, puis on insuffle du tanno-créosoforme pur ou mélangé de deux parties de poudre de talc.

Dans l'eczéma, après avoir fait tomber les croûtes avec des pansements humides ou des cataplasmes à la fécule de pomme de terre, on recouvre les surfaces excoriées de cet onguent :

Tanno-créosoforme....... 5 à 10 gr.
Vaseline................. 25 gr.
Lanoline .... 25 gr.

et le pansement est renouvelé toutes les 24 heures.

Comme antisudoral, le tanno-créosoforme est employé avec avantage contre la sueur des pieds et des mains, à raison d'une partie de tanno-créosoforme pour deux parties de poudre de talc.

Contre la tuberculose, cet agent s'emploie comme le tannate de créosote. Ce dernier est soluble dans l'eau et par suite dans l'estomac, tandis que le tanno-créosoforme est insoluble dans l'eau, par suite il n'est pas absorbé dans l'estomac, et il l'est seulement par l'intestin, en milieu alcalin.

La dose moyenne est de 3 grammes par jour, quoique cette dose pourra être augmentée jusqu'au double sans inconvénient.

CHAPITRE XIII

Gaïaforme et tanno-gaïaforme

Le gaïaforme est une combinaison de gaïacol et de l'aldéhyde formique. Il contient 4 o/o d'aldéhyde et 96 o/o de gaïacol.

Il rappelle donc le créosoforme.

Incolore, inodore, non toxique, c'est de tous les éthers gaïacolés le plus riche en gaïacol.

On l'emploie en cachets de 5o centigr., à 1 gr., à raison de 3 à 4 gr. par jour.

Le tanno-gaïaforme est analogue au tanno-créosoforme; combinaison d'aldéhyde formique, de gaïacol et de tannin. Il contient 4 o/o d'aldéhyde formique, 48 o/o de gaïacol et 48 o/o de tannin.

S'emploie à l'intérieur contre la tuberculose, à la dose de 2 à 4 gr. par jour;

A l'extérieur, comme le tanno-créosoforme, contre le coryza, l'ozène, etc.....

CHAPITRE XIV

Succinate de Créosote.

Dubois, de Paris, l'a préparé, le premier, en 1894, en traitant des poids moléculaires de créosote et d'acide succinique par l'oxychlorure de phosphore à 170°.

C'est un corps huileux, jaunâtre, à faible odeur de créosote, insoluble dans l'eau; peu soluble dans l'alcool et l'éther, soluble à froid dans le chloroforme.

Au contact de suc intestinal, il se décompose en créosote, eau et acide carbonique, et paraît alors se comporter comme le carbonate de créosote.

Lorot l'a expérimenté mélangé à du sucre, sous forme de granulé, à la dose de 2 gr. par jour à une tuberculeuse. Le traitement a dû être arrêté par suite d'accidents dyspeptiques et de l'anorexie survenus au bout d'une semaine. Il semble cependant avoir eu dans ce cas une action hémostatique.

CHAPITRE XV

Cacodylate de Gaïacol

Le cacodylate de gaïacol, ou gaïacacodyl, a été obtenu pour la première fois par MM. Barbary et Rebec par la combinaison d'une molécule de gaïacol avec une molécule d'acide cacodylique. Il se présente sous forme de sel blanc, cristallin, qui offre l'aspect, sous le microscope, de cristaux prismatiques allongés. Ce produit est très hygrométrique. Il a l'odeur caractéristique du gaïacol et une saveur très caustique. Il est soluble dans l'eau, l'alcool, la glycérine, insoluble dans l'éther.

***

Les réactions qualitatives sont semblables à celles du gaïacol pur. « Le cacodylate de gaïacol, disent MM. Astruc et Murco est d'une instabilité marquée. Si l'on traite un certain poids de ce composé par une très petite quantité d'eau froide, on constate qu'une partie du produit se dissout avec facilité et qu'au sein de

cette solution se trouvent de très nombreuses goutte-
lettes huileuses. L'eau a décomposé le produit en
acide cacodylique (corps très soluble) et en gaïacol
(bien moins soluble) qui reste en suspension dans le
liquide aqueux. Ce mélange jeté sur un filtre mouillé,
afin de retenir la majeure partie du gaïacol, donne un
liquide dans lequel on peut titrer l'acide cacodylique
soit par le procédé acidimétrique, soit par le dosage
pondéral de l'arsenic à l'état de pyroarséniate de magnésie, en suivant le mode opératoire habituel. En
résumé, contrairement au cacodylate de soude, qui
est un corps très stable, le cacodylate de gaïacol ne
paraît être qu'une combinaison moléculaire se dédou-
blant avec une extrême facilité en acide cacodylique
et en gaïacol. Les solutions qu'il peut donner sont
constituées seulement par un simple mélange de ces
deux composés. »

Telle n'est pas l'opinion de M. F. Vigier qui dit :
« Le gaïacacodyl est un produit parfaitement défini,
sel blanc, soluble dans l'eau, l'alcool, la glycérine.
Avec le nitrate d'argent, il donne un précipité noirâtre.
Avec les hypochlorites, il donne un précipité rouge
sang (*Bulletin des Sciences pharmacologiques,* Choay).
C'est un médicament précieux dans le traitement de
la tuberculose : il calme la toux ; et comme le carbonate
de gaïacol, il excite l'appétit. Il doit être préféré dans
tous les cas où le gaïacol et la créosote sont indiqués et
il ne présente pas comme ces derniers l'inconvénient
de fatiguer l'estomac. Il est plus rapidement absorbé
et produit un abaissement général de la température
en même temps que tous les effets de la médication
gaïacolée. »

M. Vigier prépare un produit pur qu'il renferme de suite dans des perléines contenant chacune o gr. 625 de la substance. On administre 2 à 6 perléines par jour.

D'après M. Vigier, cette combinaison de l'arsenic à l'état organique avec le gaïacol ne trouble pas les fonctions digestives. Au contraire de l'arsenic, elle est très bien supportée et ne produit pas les inconvénients redoutables de cette médication longtemps prolongée.

Un gramme de gaïacacodyl préparé par M. Vigier renferme exactement : Ac. cacodylique o gr. 526, ce qui correspond à o gr. 285 d'arsenic.

De l'enquête que nous avons faite auprès de différents phtisiologues, le cacodylate de gaïacol aurait été administré par la méthode hypodermique. Mais pas un seul clinicien n'a voulu me dire quelle est la valeur thérapeutique de cet agent médicamenteux. Les nombreux cliniciens auxquels nous avons posé cette question, ont presque tous répondu qu'ils ne l'avaient pas encore expérimenté. M. Burlureaux, qui a employé le cacodylate de gaïacol en injections intradermiques, dit qu'il a observé des accidents avec 1 centigr. de sel en solution dans une forme grave fébricitante, tandis que chez un autre malade il a pu donner pendant un demi mois de suite une dose 3o fois plus forte. Mais cet auteur ne nous dit absolument rien de l'efficacité du médicament.

Essais cliniques.

* * *

Il n'en est pas de même de M. Barbary, de Nice, qui a obtenu des résultats très encourageants : « Au point de vue clinique, dit cet auteur, depuis 1 an 1/2 le cacodylate de gaïacol m'a donné d'excellents résultats.

« Ils sont comparables à ceux que j'obtenais depuis longtemps par la méthode Gimbert-Burlureaux, mais supérieurs à ceux obtenus par le cacodylate de soude seul. Le cacodylate de gaïacol agit : 1º sur la nutrition générale et renforce l'organisme par l'acide cacodylique ; 2º sur la tuberculose elle-même et comme modificateur du terrain et comme aboutissant à l'évolution arthritique.

« Le résultat est donc complet et durable.

« L'avantage sur les méthodes intensives de la créosote est : 1º la dose relativement faible à injecter ; 2º la double action du cacodylate et du gaïacol.

« Pour conclure, dit M. Barbary, actuellement j'ai pu traiter 50 tuberculeux par le cacodylate de gaïacol a ssocié à l'hygiène, tant à la 1ʳᵉ qu'à la 2ᵉ période de la phtisie. Les résultats sont excellents, rapides et durables. »

* * *

M. Barbary injecte profondément dans la fesse et très lentement 10 centim. cubes d'huile stérilisée contenant 0,05 centig. de cacodyl. de soude et 0,05 centigr.

de gaïacol à l'état de parfaite combinaison. L'injection, qui est renouvelée tous les 2 jours, n'est pas douloureuse. Après la 10e ampoule le traitement est interrompu pendant 8 jours puis repris de la même façon.

Personnellement, nous n'avons qu'une expérience très restreinte sur ce produit intéressant, qui n'a pas encore été suffisamment administré cliniquement pour pouvoir formuler une opinion dans un sens ou un autre. Nous nous réservons de l'éprouver encore expérimentalement et cliniquement et de publier plus tard des documents précis et définitifs.

CHAPITRE XVI

Résumé de la médication créosotée (1).

———

De la longue étude que nous venons de faire de la médication créosotée, deux conclusions se dégagent au point de vue clinique :

1° L'emploi des polyéthers de la créosote est supérieur à l'emploi de la créosote en nature.

2° Parmi les polyéthers créosotés, ceux qui donnent les meilleurs résultats thérapeutiques sont ceux où il entre un radical phosphoré.

Mais il ne suffit pas de constater les faits, il faut encore les expliquer, ou tout au moins en tenter une interprétation fondée sur la physiologie normale et pathologique. C'est donc le mode d'action de la médication créosotée et surtout phospho-créosotée que nous voudrions élucider en terminant cette étude.

———

(1) Chapitre écrit en collaboration avec M. A. Roblot.

A

Court aperçu sur le mode d'action de la Créosote:

Du mode d'action de la créosote, nous ne dirons que peu de chose, cette question ayant reçu de nous, dans un précédent chapitre, le développement qu'elle comporte.

Nous avons vu que diverses interprétations en avaient été proposées : Nous ne ferons que les résumer :

On a dit tout d'abord que la créosote agissait par son pouvoir antiseptique qui est incontestable et qui a été mesuré par Bouchard. Selon cet auteur, la puissance antiseptique de la créosote serait égale ou supérieure à celle de l'acide phénique. Le développement du bacille de Koch est empêché dans du bouillon glycériné et peptonisé, par o gr. 3o de créosote pour 1.000; o gr. 5o pour 1.000 suffisent dans le sérum gélatinisé de Koch; o gr. o62 pour 1.000 apportent déjà, d'après Guttmann, un retard considérable à la culture. Et Guttmann pensait que si l'on pouvait introduire dans l'organisme une quantité de créosote telle que le sang en contint un certain temps 1 pour 4.000 de sa masse totale, la pullulation des bacilles pourrait cesser. Mais il est impossible, pensait Guttmann, d'introduire dans l'organisme une si grande quantité de créosote. Si l'on admet que la masse sanguine est chez l'adulte le 1/13 environ du poids du corps ; la quantité du sang chez un homme de 60 kilogr. serait de 4.615 gr. (soit 4 lit. 1/2 à 5 litres), et il faudrait pour atteindre la proportion de 1 pour 4.000 qu'un gramme de créosote circulât dans le sang. Guttmann pensait que ce taux ne saurait être atteint sans danger. Nous avons vu, au contraire, que par la méthode hypodermique à doses intensives, par l'emploi des polyéthers de la créosote, ce rapport de la créosote introduit à la masse sanguine pouvait être et avait été maintes fois atteint. Est-ce à dire que, de ce fait, la pullulation bacillaire ait été suspendue? La clinique presque toujours a répondu négativement.

* *
* *

C'est donc que, si la créosote agit contre l'infection tuberculeuse ou contre les infections secondaires développées à côté d'elle, elle le fait sans le concours de son pouvoir antiseptique.

La créosote agit contre l'infection tuberculeuse.

Sans doute, il y aurait à rappeler ici les expériences de laboratoires si nombreuses qui ont résolu la question tantôt dans un sens, tantôt dans un autre. Nous avons parlé des expériences de Bouchard sur les lapins, d'où il avait conclu à un pouvoir directement antibacillaire de la créosote sur le processus tuberculeux.

Confirmatives de ces expériences furent celles de Goze et Simon trouvant que, en injectant à des animaux des crachats contenant des bacilles et mêlés depuis quarante-huit heures à de la créosote, celle-ci entravait le développement de la tuberculose ; — les expériences de Schneller, qui croyait pouvoir combattre l'infection tuberculeuse chez les lapins, au moyen des inhalations d'eau créosotée ; — celles de Pilotte constatant qu'une solution de créosote à 1 % entrave le développement des bacilles de la tuberculose sur des terrains morts.

Mais à ces expériences confirmatives de l'action antibacillaire de la créosote, on pourrait aussi justement opposer celles de Cornet, qui dans le laboratoire de Koch, introduisant de la créosote même à doses considérables dans l'estomac de cobayes tuberculisés, n'a pu entraver le développement des bacilles.

***

L'antisepsie pulmonaire n'est pas démontrée.

L'action antibacillaire de la créosote — l'Antisepsie pulmonaire, comme on l'avait espéré, par elle assurée — n'est donc rien moins que prouvée ; et les partisans les plus convaincus semblent peu à peu avoir renoncé à cette explication. Outre que la créosote, quand elle agit, produit parfois des effets utiles à des doses qui ne peuvent guère atteindre la vitalité du bacille de Koch, et qui ne sont pas nécessairement très élevées, mais assez loin des confins de l'intolérance — il faut bien le dire qu'il ne lui est guère facile d'atteindre ce bacille, infiltré dans le tissu pulmonaire interstitiel, entouré d'une gangue isolante de sclérose, protégé par les néo-formations cellulaires réactionnelles, isolé en quelque sorte de la circulation par l'oblitération vasculaire qui se produit autour des tubercules.

L'action spécifique de la créosote sur le bacille de Koch est donc très probablement illusoire.

*
* *

Alors, on a proposé d'autres explications.

Et l'on a dit que la créosote agit *indirectement* sur le processus tuberculeux.

Action indirecte de la Créosote sur le bacille

a) Comme, presque toujours, le véhicule choisi pour la créosote est l'huile, soit l'huile de foie de morue pour l'administration gastrique, soit l'huile d'olive stérilisée par la voie hypodermique, on a prétendu (Landouzy) que les effets curatifs ou d'amélioration attribués à la médication oléo-créosotée étaient en réalité plus imputables au corps gras qu'à la créosote.

Mais si l'huile est de fait un parfait excipient pour la créosote, de ce qu'elle ajoute très certainement ses effets à titre d'aliment d'épargne à ceux de la créosote, il ne semble pas légitime de dénier à celle-ci toute action thérapeutique, et de faire attribuer à une seule des deux substances collaboratrices, la totalité de l'action médicatrice. Ce qui le prouve bien, c'est que la médication oléo-créosotée provoque souvent, chez le malade, un accroissement du poids du corps très supérieur à la quantité d'huile ingérée. Il y a donc là plus qu'une action mécanique calculable par simple addition. Et il y a certainement une action multiplicative dont la dynamogéniture nous échappe peut-être mais n'en est pas moins nécessaire.

** **

Action dynamogénique de la créosote.

b) — Et c'est précisément une action dynamogène que BURLUREAUX accorde à la créosote. C'est poser un postulat pour se dispenser de chercher autre chose.

c) — De cette action dynamogène, on a imaginé divers mécanismes.

KOELSCHER et SEIFERT pensent que la créosote neutralise les toxalbumines fabriquées par les bacilles de la tuberculose.

FERNET lui attribue des propriétés sclérogènes.

SIMON, élève de BURLUREAUX, comparant les effets de l'injection créosotée à ceux des tentatives toxino-thérapiques faites par MM. HALLOPEAU et ROGER pour combattre le lupus par les injections de cultures microbiennes stérilisées, conclut que la créosote exalte les défenses naturelles de l'organisme, favorise le pouvoir phagocytaire, et provoque des conditions cellulaires et humorales telles que la source des agents microbiens est incompatible avec elle.

** **

Séro-réaction favorisée par la créosote.

Cette explication pourrait bien être celle qui contient la plus grande part de vérité. Elle vient de recevoir, du moins, un nouvel élément de vraisemblance des expériences d'ARLOING et COURMONT sur la séro-réaction dans la tuberculose.

Arloing a montré que sous l'influence de la créosote le sérum du sang de chèvre acquiert des propriétés agglutinantes à l'égard du bacille de Koch. Et comme l'agglutination représente un mécanisme de défense vis-à-vis de l'infection, la créosote provoquant cette réaction de l'organisme vivant peut être considérée comme douée d'une action spécifique sur la bacille de Koch, mais par voie indirecte.

Si l'on donne de l'action dynamogène de la créosote, entrevue et invoquée par Burlureaux, cette explication et ce mécanisme, on peut conclure avec Simon que la créosote n'agit « ni comme un antitoxique, ni comme un bacillicide, mais comme un médicament apte à exciter les activités cellulaires et les fonctions phagocytaires en vue d'un humorisme défensif. »

Ainsi comprise, la créosote peut être dite un *spécifique indirect* de la tuberculose.

B

Inconvénients de la Créosote

Malheureusement son action curative est limitée par son action nocive. Et cette limite explique les échecs de la créosote. Nous avons largement insisté sur les phénomènes d'intolérance développés par la créosote à doses intensives, sur ses dangers, sur ses contre-indications, pour n'avoir pas à y revenir. Nous rappellerons que les desiderata de la médication créosotée ressortissent aux causes suivantes:

1° La créosote a une intense action corrosive;

2° MM. Bouchard, Gimbert, Burlureaux, Fischer, Gottheil, démontrent que pour agir, la créosote doit être administrée à hautes doses. Mais à hautes doses sûrement, à petites doses quelquefois, la créosote en nature est toxique. Elle n'est plus un médicament, mais un poison coagulant l'albumine (Friedheim).

« En résumé, dit Lorot, la créosothérapie nous met en présence de ce dilemme: la créosote est irritante et parfois dangereuse à petites doses, et pour en retirer des résultats dans le traitement de la phtisie, il faut en absorber de hautes doses. La créosote, pour agir, nécessite des doses élevées; ces doses élevées sont toxiques. En un mot, l'action curative de la créosote est neutralisée, dépassée, annihilée par l'action toxique. »

La difficulté, nous l'avons vu, a été résolue par l'éthérification de la Créosote, c'est-à-dire en la combinant à un acide, l'action corrosive et toxique disparaît. L'action curative seule demeure.

C

Avantages des polyéthers de la Créosote

Nous avons vu en effet que, indépendamment de leurs propriétés individuelles, les polyéthers de la créosote présentaient les avantages suivants :

1° Absence de toxicité, au moins aux plus hautes doses curatives nécessaires. Tandis que la créosote peut être toxique à petites doses (Simon et Burlureaux ont cité un cas de mort après absorption de o.25 centigrammes de créosote ; un cas d'empoisonnement avec dix-huit gouttes. Bard rapporte un cas de mort avec trois grammes de Gaïacol, etc.), aucun sel de créosote n'a jamais causé ces accidents. Lorot, qui en a fait une étude complète, a pu les administrer pour la plupart à hautes doses sans inconvénient. C'est ainsi qu'il a donné une fois 40 gr. 48 de créosote sous forme de carbonate de créosote sans autre inconvénient que les urines noires.

Il est donc vrai, à la lettre, de dire que la médication créosotée intensive n'est pas réalisée par la créosote pure, — parce que par elle, en effet, le plus souvent non réalisable — mais par les dérivés de la créosote, par les éthers.

2° Et si cette médication intensive est possible, c'est vraisemblablement parce que le dédoublement des sels créosotés ne s'opère que dans l'intestin, mettant en liberté l'acide éthérifiant et la créosote, et ne s'opère que lentement pour répartir la créosote sur une vaste surface d'absorption. Pour tous les éthers de la créosote, la transformation est la même. Et le mode d'action vraisemblablement identique.

3° Les sels de créosote ont pour propriété fondamentale de modifier l'organisme. LOROT, expérimentant sur des cobayes, a trouvé que, à petites doses, ce sont des excitants de la nutrition; à hautes doses, ils amènent l'amaigrissement; à très haute dose, la congestion pulmonaire puis la mort. Mais cette congestion pulmonaire, fatale à très hautes doses, existe pour tous les degrés de la médication créosotée. Peu accentuée, elle est alors un adjuvant et une collaboratrice des défenses naturelles. ROKITANSKY a montré qu'il existe une incompatibilité entre la tuberculose et l'insuffisance mitrale qui cause l'hyperhémie du poumon. Le bacille de Koch se développe d'autant mieux que le poumon est plus anémié, soit du fait d'une maladie (rétrécissement congénital de l'artère pulmonaire) — soit naturellement, comme il arrive pour les sommets, du fait de la position verticale du corps (JACOBY).

Enfin, cette congestion ayant pour effet de provoquer un afflux de sang au niveau des lésions, a encore un rôle défensif vis-à-vis des bacilles : pour BUCHNER les alexines du sang normal sont de merveilleux défenseurs contre les microbes, — et d'après SCHULSTER, le sang veineux fraîchement émis possède des propriétés bactéricides énergiques.

4° Un effet physiologique caractérise encore l'ac-

tion des éthers créosotés. Il est dû à leurs propriétés antithermiques. On sait combien l'hyperthermie
de l'hecticité est tenace ; elle cède volontiers à l'influence des sels de créosote. « Quand on fait, dit
Lorot, une injection de 10 grammes de carbonate de
créosote à un phtisique qui a de la rougeur des pom-
mettes, les joues qui étaient d'un rouge vermillon
perdent de leur éclat, et ce faux rouge s'éteint peu à
peu pour faire place, au bout de quelques heures, à
la colloration habituelle du visage. »

5° Ce qui fait, enfin, la supériorité thérapeutique des éthers de la Créosote, c'est leur action acidi-
fiante créant un milieu humoral artificiel qui rappelle
le sol arthritique, et qui est impropre à la pullulation
microbienne.

C'est là une considération qui mérite d'être déve-
loppée — car c'est elle qui, selon nous, explique surtout la supériorité des éthers créosotés — et parmi
eux l'efficacité vraiment remarquable de ceux qui
contiennent un radical phosphoré.

D

Considérations pathogéniques
Le terrain tuberculeux est un terrain hypoacide

Naguère encore à la suite des travaux de Bouchard
et de ses élèves, on considérait le taux de notre alcali-

nité humorale comme la mesure de notre résistance aux infections. L'hyperalcalinité était la meilleure défense que nous pouvions opposer aux invasions microbiennes — et c'est elle que, thérapeutiquement, il semblait, à priori, utile de réaliser. Or, des travaux récents, inspirés à la fois par une plus rigoureuse observation des faits et par une interprétation chimico-physiologique plus juste, sont venus s'inscrire en faux contre cette conception.

Antagonisme des terrains arthritique et tuberculeux.

Le docteur Boureau, de Tours, se fondant sur l'antagonisme des terrains arthritiques et tuberculeux, et déterminant les différences qui les distinguent dans leur chimisme humoral, a le premier, croyons-nous, émis l'avis que l'antagonisme chimique des deux processus reconnaissait comme raison une différence fondamentale dans leur acidité relative, l'un, processus de résistance à l'infection, caractérisé par son hyperacidité; l'autre, processus de défaillance, évoluant sur un terrain hypoacide.

Tout récemment enfin, M. Joulie, généralisant ces données et résumant dans une lumineuse publication « Urologie pratique » et « Thérapeutique nouvelle », les faits observés au cours d'une longue expérience et scientifiquement contrôlés, édifiait, avec une grande puissance de déduction, une théorie nouvelle des processus morbides, de la pathogénie d'un grand nombre d'affections, et des modes réactionnels que les anciens cliniciens décrivaient sous le nom de diathèses.

Les processus morbides, selon M. JOULIE, se peuvent réduire à deux mécanismes pathogéniques : l'hypo et l'hyperacidité, celle-là plus fréquente que celle-ci — et celle-ci, à son ultime période trouvant souvent sa conclusion dans celle-là. L'hypoacidité humorale — telle est, en dernière analyse, et presque toujours, la raison de la défaillance de l'organisme, hypoacidité qui a son reflet et son témoignage chimiquement appréciable dans l'acidité urinaire.

*
* *

Les maîtres de la clinique, à une époque où la clinique occupait nécessairement (ce qui devrait être encore un surplus) le premier plan de la méthodologie médicale, TROUSSEAU et PIDOUX, ne s'y étaient pas trompés — et leur clairvoyance avait deviné ce que nos moyens d'investigation plus précis viennent de découvrir : ils avaient appelé l'attention des médecins sur la cachexie alcaline. On devait en sourire un peu... Parlant des inconvénients reprochés à la médication alcaline en matière de thérapeutique gastro-intestinale, M. Albert MATHIEU disait d'elle... « tout cela n'est pas bien grave, et l'on ne craint plus guère actuellement la cachexie alcaline dont TROUSSEAU et PIDOUX ont effrayé les médecins... » L'alcalinité est cependant plus redoutable qu'on ne l'avait cru. Et il est curieux de constater, en passant, que

Cachexie alcaline

nous ayons mis aussi longtemps à nous en apercevoir.

Ce qui longtemps a égaré l'interprétation de faits
et leur explication scientifique, c'est — comme le
remarque bien M. JOULIE — le dogme intangible de
l'alcalinité du sang.

« Le sang est alcalin, dit-on, c'est-à-dire qu'une
goutte de sang déposée sur du papier rouge de tournesol le ramène au bleu. Mais cela prouve-t-il que le
sang possède réellement des propriétés chimiques
alcalines ? Evidemment non, puisque les bicarbonates alcalins, les phosphates bisodiques et bipo-
tassiques, le biborate de soude, etc... qui sont des
sels acides, c'est-à-dire capables de se combiner avec
de nouvelles quantités de bases, possèdent aussi la
propriété de ramener au bleu la teinture de tournesol
rougie par un acide.

Les caractères d'acidité ou d'alcalinité tirés de
l'action des corps sur le tournesol sont donc bien
loin de posséder une valeur absolue... En 1876,
ROUELLE avait affirmé que l'alcalinité du sang était
due à de la soude. On l'a ensuite attribuée à la présence d'une petite quantité de phosphate trisodique.
Mais depuis les travaux de FERNET, MEYER, LUDWIG
et ses élèves, on sait que le sang contient toujours de
l'acide carbonique libre, ce qui exclut absolument
l'existence, dans ce même liquide, de tout alcali
libre, de tout carbonate neutre et de tout phosphate
tribasique. L'alcalinité apparente du sang est due
uniquement à des bicarbonates, les seuls sels à réaction alcaline sur le tournesol capables de coexister
avec l'acide carbonique libre. Le sang est, en réalité,

un liquide à propriétés chimiques acides puisqu'il contient des sels acides et même un acide libre : l'acide carbonique. »

*
* *

On peut donc conclure avec GAUTRELET : « A l'état normal, le sang est un liquide de composition chimique acide, comme il est de fonction physiologique acide. »

L'acidité du sang représente le coefficient de résistance morbide.

Et l'on peut dire — toutes choses égales d'ailleurs, et se maintenant dans les limites physiologiques — que le coefficient de la résistance morbide a pour mesure l'acidité du sang, conséquemment l'acidité humorale. Nous sommes loin, on le voit, de l'hyper-alcalinité protectrice et curative.

Quelles sont donc les conséquences de l'hyper et de l'hypoacidité hématique ?

« L'hyperacidité du sang, a dit M. JOULIE, a pour effet d'augmenter sa viscosité et, par suite, de gêner sa circulation qui subit de ce fait un certain ralentissement ayant pour conséquence une diminution des oxydations et des échanges et un certain ralentissement de la nutrition. Aussi voit-on généralement coïncider avec la gravelle urique une série de maladies chroniques générales (terrain arthritique, de M. BOUREAU) faisant partie des maladies par ralentissement de la nutrition décrites par M. le Professeur BOUCHARD.

« Le défaut d'acidité urinaire résulte, au contraire, d'une diminution de l'acidité du sang, c'est-à-dire d'une augmentation de la proportion de bicarbonates et de phosphates alcalins qu'il doit contenir normalement. Or, l'augmentation de ces sels a pour effet de diminuer la viscosité du sang, de le rendre plus liquide et, par suite, de le faire circuler plus vite, pour une même impulsion donnée par le cœur. Il en résulte forcément une augmentation de l'oxygène pris dans les poumons, toutes choses restant égales d'ailleurs, d'où une intensité plus grande des oxydations et des échanges et, par suite, l'affaiblissement et la consomption si l'alimentation reste impuissante pour réparer les pertes excessives de l'organisme. »

*
* *

Le sang hypoacide favorise la pullulation bacillaire.

Il y a eu, en effet, dans ce souci d'activer les échanges cellulaires et d'augmenter les oxydations une illusion thérapeutique qui a conduit à plus d'une erreur. On s'est figuré que cette activité des échanges, cette intensité dès combustions, synonymes d'une rénovation cellulaire incessante, étaient tout bénéfice pour l'organisme. Mais outre que cette intensité des échanges, cette activité fonctionnelle imprimée à tous les organes, allait contre une loi thérapeutique générale qui veut (et nous y avons insisté ailleurs, en étudiant longuement la cure de repos chez le phtisique) que l'organe malade soit soumis au repos — la médication alcaline ou la constitution humorale hypo‑acide, en favorisant la circulation plus rapide d'un sang plus fluide avait pour effet de favoriser du même coup la mobilisation des bacilles et de concourir à la généralisation microbienne dans l'économie.

L'infériorité constitutionnelle au point de vue résistance et défense — ou erreur thérapeutique dans le même sens — dans les deux cas, l'hypoacidité soit naturelle, soit acquise, créait un terrain tuberculisable.

« Tous les auteurs modernes, dit M. Joulie, affirment que les alcalins activent les combustions, mais jusqu'ici, ils ne se sont guère préoccupés de l'inconvénient de les exagérer ».

*
* *

Cet inconvénient, au seul point de vue des maladies microbiennes, de la tuberculose, en particulier, nous venons de l'esquisser. Voyons donc les conséquences pathologiques de l'hypoacidité.

Conséquences pathologiques de l'hypoacidité.

M. Joulie les énumère :

« L'anémie, la polyurie, la glycosurie polyurique, les dyspepsies alcalines, les cancers, la scrofule, la pneumonie, la turberculose et toutes les maladies contagieuses ou microbiennes.

« En outre, pour nous, il est absolument certain que diverses maladies rattachées par les auteurs à la diathèse arthritique ou hyperacide parce qu'elles en sont très fréquemment les conséquences, dépendent, au contraire, de l'hypoacidité. Telles sont, par exemple, la cachexie goutteuse, toutes les maladies consomptives, le rachitisme, certaines néphrites, les gravelles phosphatique et oxalique, la dyspepsie hyperchlorhydrique, les varices, les hémorroïdes et beaucoup de dermatoses, entre autres l'eczéma.

« La grande famille des maladies par ralentissement de la nutrition, décrite par M. Bouchard, devra être divisée en deux branches parce que la nutrition peut se trouver ralentie de deux façons bien différentes : 1° par diminution des échanges organiques, abaissement des oxydations : diathèse hyperacide ; 2° par excès des oxydations, dépense dépassant la recette : diathèse hypoacide (Pathogénie du terrain tuberculeux).

Parmi les conséquences de l'hypoacidité, il en est deux sur lesquelles M. Joulie insiste et qui nous intéressent aussi, au seul point de vue de la pathogénie de la tuberculose.

1° La première, c'est la fluidité excessive du sang d'où une accélération dans son cours et apparition de la tachycardie. Et l'on sait, du reste, que la tachycardie est la règle chez les tuberculeux. C'est même un bon élément clinique de diagnostic précoce de la tuberculose. N'a-t-on pas dit : « Chez le tuberculeux, la fièvre est plus au pouls qu'à la température ? »

2° Mais en outre, à ce dernier point de vue, la deuxième conséquence de l'hypoacidité est l'exagération des oxydations, et par conséquent l'élévation de la température centrale. Ainsi se trouve expliquée, beaucoup mieux que par l'influence thermogène des toxines ou des microbes, à une période où rien n'autorise à dire que l'invasion bacillaire soit certaine, cette hyperthermie inquiétante qu'on trouve non seulement chez le phtisique confirmé, mais encore chez le candidat à la tuberculose. C'est le terrain qui se prépare pour l'éclosion de la maladie et la prolifération bacillaire. C'est l'hypoacidité qui, antérieurement à tout envahissement microbien, manifeste son influence par une élévation thermique.

* *

Mais tout cela, dira-t-on, ne sont que des conceptions à priori et des déductions théoriques.

Sol déminéralisé

L'observation les confirme-t-elle ? Nous avons, plusieurs fois, au cours de ce travail, rappelé les recherches du docteur BOUREAU sur l'hypoacidité de la tuberculose et de l'hyperacidité de l'arthritisme.

Rappelons-en seulement les conclusions.

Terrain tuberculeux. — Déminéralisé. Pauvre en chlorures aux dépens de la chaux et de la potasse. *Hypoacide.*

Terrain arthritique. — Surminéralisé. Riche en chlorures aux dépens de la soude et de la magnésie. *Hyperacide.*

Le terrain normal renferme, d'après GAUBE :

Azote 15.24
Matières minérales 18.50

M. BOUREAU trouve, pour le terrain tuberculeux, une moyenne de :

Azote 10.11
Matières minérales 9

Or, M. A. ROBIN a démontré qu'à l'état physio-

logique, la quantité d'azote doit toujours être inférieure à la quantité de matières minérales totale.
L'azote a pris dans le terrain tuberculeux une prépon-
dérance anormale. C'est un sol *déminéralisé*.

En outre, l'urine du tuberculeux est pauvre en
chlorure (moyenne : 2,90 de chlore pour 6 à 10,
chiffre normal). L'urée est diminuée dans 68 o/o des
cas (BERLIOZ).

Le coefficient azoté (rapport de l'urée aux matières
solides) est abaissé surtout à la deuxième période
(39 o/o au lieu de 50 o/o).

Quant à l'acidité totale de l'urine, nous l'avons,
comme BOUREAU, toujours trouvée diminuée. Cette
diminution est d'ailleurs très variable.

Les auteurs s'accordent assez mal sur le chiffre
de l'acidité normale.

L. JOULIE, au lieu de l'exprimer, comme on le fait
ordinairement, en acide chlorhydrique, acide orthophosphorique ou acide sulfurique monohydraté par
rapport au titre, pour des considérations que nous
n'avons pas à rapporter ici, trouve plus exact et
comme fournissant des chiffres d'une plus grande
constance et plus comparables entre eux, de l'exprimer en prenant le rapport de l'acidité urinaire à
l'excédent de densité de l'urine sur l'eau, rapport
qu'il estime normal quand il se maintient entre 4
et 5. Au-dessous, l'urine est dite hypoacide. Au delà,

hyperacide. Si l'on exprime l'acidité par litre en acide chlorhydrique, le chiffre normal oscille entre 1 gr. 50 et 2 grammes.

Exprimée en acide orthophosphorique ou acide sulfurique monohydraté, l'acidité normale serait de 0 gr. 069.

Or, si nous exprimons en Hcl l'acidité urinaire du tuberculeux, nous voyons que le coefficient qui la représente est extrêmement variable.

D'abord, il n'est pas rare de la trouver franchement alcaline.

Plus souvent, l'hypoacidité urinaire varie entre 0 gr. 25 et 1 gr.

Enfin, le terrain tuberculeux est un terrain qui se déphosphatise. HARIEL et G. DAREMBERG ont montré la relation étroite qui existe entre la tuberculose et la phosphaturie. Quand la dénutrition commence chez le phtisique, dit TEISSIER, elle se révèle par la phosphaturie.

Au début, un tuberculeux perd 3 à 4 grammes de phosphate par litre d'urine ; et la phosphaturie ne s'arrête qu'à la cachexie.

Déphos-
phatisation.

E

Conséquences thérapeutiques

S'il est vrai qu'il n'est de saine thérapeutique que
celle qui s'inspire de la pathogénie, ces considérations
pathogéniques étant posées, quelles conclusions thérapeutiques en tirer ?

Comment soignerons-nous le tuberculeux ?

Remarquons que, sauf application dans le détail,
la thérapeutique de la tuberculose est la thérapeutique de l'hypoacidité.

La première médication est d'instituer un traitement acide. Mais quel acide choisir ?

L'acide qui, naturellement, domine dans les
humeurs, dans le sang, dans l'urine, et leur communique leur fonction chimique acide.

Or, dit M. Joulie, l'acidité urinaire, reflet de
l'acidité humorale, étant due principalement au phosphate acide de soude, nous avons pensé que l'acide le
plus convenable pour atteindre le but envisagé était
l'acide phosphorique. Il fallait, en effet, un acide
minéral, car tout acide organique eut été détruit par
oxydation et n'aurait pu laisser définitivement que
de l'eau et de l'acide carbonique. Or, les acides sulfurique, chlorhydrique ou nitrique ne peuvent

agir qu'en mettant de l'acide phosphorique en liberté, puisqu'ils trouvent dans le sang un excès de phosphate de soude. Il était donc théoriquement préférable de recourir à l'acide phosphorique afin d'éviter de produire des chlorures, des sulfates ou des nitrates, au moins inutiles...

Cet acide remplit d'ailleurs dans l'économie un rôle physiologique des plus importants, puisque tous les tissus animaux, soumis à l'incinération, laissent des cendres presque exclusivement composées de phosphates.

M. L. JOULY a reconnu que, suivant les bases auxquelles il s'associe, l'acide phosphorique est plus ou moins utile à la formation de certains organes. Les bases auxquelles il est combiné dans les matières animales sont toujours les mêmes : la chaux, la magnésie, la potasse, la soude, l'oxyde de fer, et probablement l'oxyde de manganèse. Les phosphates en résultant se retrouvent toujours, dans tous les organes, mais en proportions différentes.

Le phosphate de fer domine dans les globules rouges du sang;

Le phosphate de soude, dans les leucocytes;

Le phosphate de potasse dans le système nerveux ;

Le phosphate de magnésie, dans le tissu musculaire;

Le phosphate de chaux, dans les os. »

Conclusion : Pour relever l'acidité humorale chez le tuberculeux, nous choisirons donc l'*acide phosphorique*.

Nouvel argument en sa faveur : chez le tuberculeux plus que chez tout autre malade, la phosphaturie accompagne l'hypoacidité : le choix de l'acide phosphorique pour combattre l'hypoacidité possède également l'avantage de combattre les troubles nerveux qui ont pour conséquence l'élimination exagérée des phosphates.

Voilà pour le terrain — telle en est la thérapeutique. — Par l'acide phosphorique nous relevons son acidité et nous combattons sa déphosphatisation.

Mais, toutes les indications sont-elles remplies ?

Ce qui fait qu'un sol tuberculisable devient tuberculeux, c'est l'agent spécifique : le microbe. *Le bacille pathogène a donc pour rôle d'actualiser les puissances morbides du terrain.*

Or, le bacille, pouvons-nous le combattre ?

Directement, non, — tant qu'un sérum ou un vaccin antituberculeux n'aura pas été découvert.

Indirectement, oui, — si nous nous rappelons ce que nous avons dit du mode d'action de la créosote au début de ce chapitre.

Nous n'y revenons pas.

Deuxième conséquence : pour lutter contre le bacille même indirectement, c'est-à-dire pour constituer dans l'organisme un humorisme défensif qui mette en jeu ses puissances phagocytaires et développe peut-être des antitoxines — faire appel à la *créosote*.

F

Conclusions

D'une part, l'acide phosphorique s'impose;

De l'autre, la créosote.

Le phosphate de créosote, ou plus généralement la médication phospho-créosotée, un polyéther capable de se dédoubler en acide phosphorique et en créosote, répondra donc, aussi complètement que faire se peut en l'état actuel des ressources thérapeutiques dont nous disposons, aux desiderata du traitement de la tuberculose. Comme nous l'avons dit, d'après nos recherches de laboratoire et nos observations, l'expérimentation et la clinique sont d'accord en cela avec la théorie.

De tous les polyéthers créosotés que nous avons étudiés, ceux qui donnent les meilleurs résultats sont ceux qui contiennent un acide éthérifiant phosphoré.

Le phosphate de créosote, type de cette médication phospho-créosotée, agit à la fois par son acide phosphorique, grâce à sa fonction chimique acide, grâce à son phosphore pour relever l'acidité, la minéralisation, la phosphatisation du terrain tuberculeux et lui substituer un sol arthritique artificiel — par sa créosote, pour combattre indirectement le bacille pathogène.

TABLE DES MATIÈRES

CHAPITRE IX

CHAPITRE X

Le Gaïacol

DEUXIÈME PARTIE

CHAPITRE V

CHAPITRE VI

Le valérianate de créosote

CHAPITRE VII

Phosphate et phosphite de gaïacol

CHAPITRE VIII

Thiocol

Imp. HARDY et BERNARD, 80, rue de Bondy, Paris.